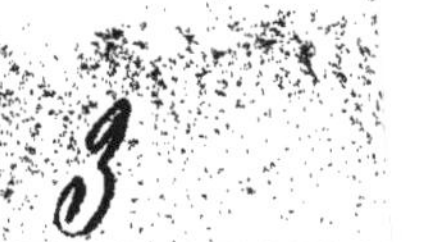

DES RECHUTES

DANS LA

FIÈVRE TYPHOÏDE

D'après trente-trois observations nouvelles avec tracés thermométriques

PAR

LE Dr E. DEVIC

ANCIEN INTERNE DES HÔPITAUX ET DE LA MATERNITÉ DE LYON

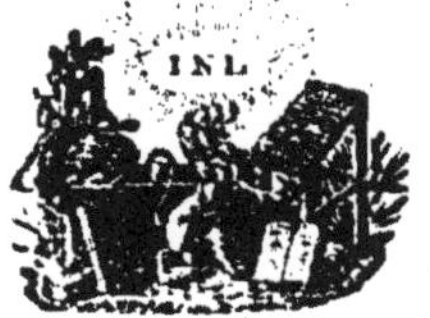

LYON
IMPRIMERIE NOUVELLE
52, Rue Ferrandière, 52

1886

souvenir bien amical
l'auteur

DES RECHUTES

DANS LA

FIÈVRE TYPHOÏDE

D'après trente-trois observations nouvelles avec Tracés thermométriques

DES RECHUTES

DANS LA

FIÈVRE TYPHOÏDE

D'après trente-trois observations nouvelles avec tracés thermométriques

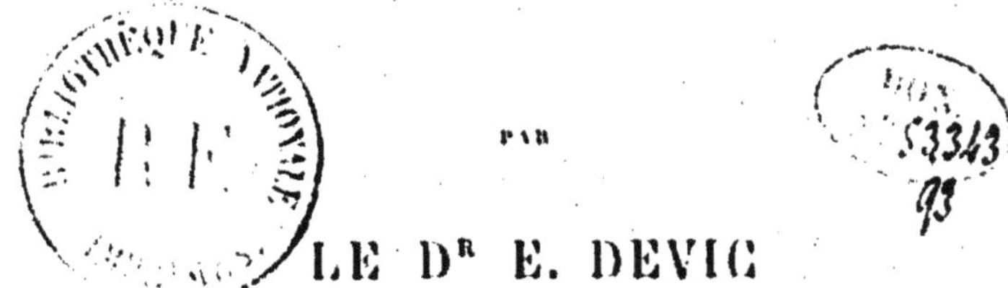

PAR

LE Dr E. DEVIC

ANCIEN INTERNE DES HÔPITAUX ET DE LA MATERNITÉ DE LYON

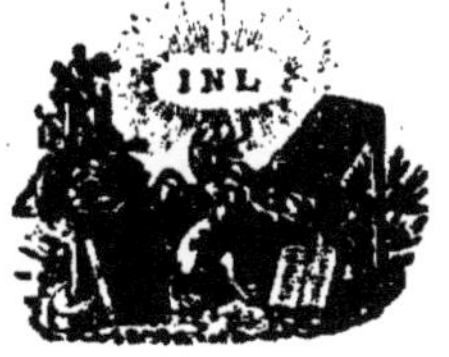

LYON

IMPRIMERIE NOUVELLE

52, Rue Ferrandière, 52

—

1886

INTRODUCTION

La question qui va nous occuper n'a certainement pas l'attrait de la nouveauté ; tous les traités classiques de pathologie et de clinique médicales en parlent, un grand nombre de monographies récentes s'y rapportent.

En examinant de près ces différents travaux, en entrant dans les détails des observations qui y sont contenues, on s'aperçoit bien vite qu'à certains points de vue la question a été traitée incomplètement et qu'il existe des lacunes dont la principale est relative aux tracés thermométriques ; en effet, c'est à peine si, en compulsant les auteurs que nous avons à citer dans le cours de ce travail, on arrive à trouver quelques rares tracés complets de la température (1).

(1) Le traité de Wunderlich en contient trois ; celui de M. Jaccoud deux ; celui de M. Cadet de Gassicourt deux ; la thèse de Meunier un. Quant aux vingt-deux tracés de la thèse de Guyard, ils sont tous incomplets : dans tous les températures ne sont pas inscrites régulièrement.

L'idée première et tout le mérite de ce travail reviennent à M. le professeur R. Tripier. Que ce cher maître, qui a toujours été pour nous plein de bienveillance et de sollicitude, veuille bien recevoir le public hommage de gratitude et de dévoûment que se plaît à lui rendre ici le plus reconnaissant de ses élèves.

Pour arriver à nos conclusions, qui diffèrent un peu des notions aujourd'hui classiques de la rechute, nous avons procédé ainsi : nous avons cherché dans la riche collection d'observations de MM. Tripier et Bouveret toutes celles qui se rapportent à notre sujet et nous les avons minutieusement et rigoureusement analysées. De toutes ces observations, aucune n'a été prise spécialement en vue de ce travail, c'est pourquoi certaines d'entre elles pourront paraître incomplètes au point de vue des symptômes. Toutefois, les tracés qui s'y rapportent sont tous complets, ce sont eux qui nous ont permis d'entreprendre ce travail, ce sont eux qui lui donnent la valeur et l'intérêt qu'il peut offrir.

Les quelques-unes de nos observations qui ne figurent pas dans la statistique de MM. Tripier et Bouveret se rapportent à des malades ayant été traités par M. Tripier antérieurement ou postérieurement à cette statistique.

Dans le cours de ce mémoire, nous laisserons de côté toutes les questions de doctrine et ce n'est qu'après avoir minutieusement analysé les faits que nous essaierons d'en tirer des déductions exactes sans idée préconçue.

Notre thèse a été divisée en sept chapitres, dans lesquels nous avons étudié successivement : l'historique, l'étiologie et la définition, les symptômes et le diagnostic, l'anatomie pathologique, le pronostic, le traitement et la nature des rechutes.

Avant de commencer, nous adressons nos remerciements sincères à M. le professeur agrégé Vinay, médecin des hôpitaux et à M. le Dr Raynaud, qui ont bien voulu nous communiquer chacun une observation des plus intéressantes.

DES RECHUTES

DANS LA

FIÈVRE TYPHOÏDE

D'après trente-trois Observations nouvelles, avec Tracés thermométriques

CHAPITRE PREMIER

HISTORIQUE

Dans ce chapitre, nous avons fait de larges emprunts aux deux travaux les plus importants publiés récemment sur la question : la thèse de doctorat de M. Guyard, la thèse d'agrégation de M. Hutinel.

Depuis près de cinquante ans les rechutes dans la fièvre typhoïde ont été signalées, mais leur étude véritable ne date que du jour où la thermométrie médicale a été vulgarisée.

Au dire de Perrin, Rœderer et Wagler auraient vu des fièvres typhoïdes à rechute dans l'épidémie de fièvre muqueuse qui a sévi à Gœttingue en 1762(1) ; toutefois, les observations de ces auteurs avaient passé inaperçues. Les grands cliniciens du commen-

(1) C'est dans cette épidémie, dit Chomel, que les altérations des follicules intestinaux ont été signalées pour la première fois.

cement du siècle restent muets sur la question, et il faut arriver jusqu'à Schutz, en 1830, pour entendre parler de rechutes.

En 1838, Stewart (1) en publiait trois cas dont un mortel. L'année suivante, Taupin, rapportait deux observations nouvelles dans le journal *des connaissances médico-chirurgicales.*

Avec Griesinger (2) et Thierfelder (3) paraissent les premières notions anatomo-pathologiques des rechutes qui jusque-là n'avaient été étudiées qu'au point de vue symptomatologique.

Le mémoire de Barbrau, paru en 1856 dans la *Gazette des hôpitaux*, résume les opinions de Beau sur la question ; celui de Michel, publié dans *l'Union médicale* trois ans plus tard, reproduit fidèlement celle de Charcot.

Dans le premier de ces mémoires, on distingue les fausses rechutes des rechutes vraies, dans lesquelles la maladie paraît recommencer pendant une convalescence bien établie ; dans le deuxième, on crée un mot nouveau : celui de réversion.

Quelques années plus tard, Wunderlich dote la science d'un synonyme nouveau, celui d'hypostrophe, sans donner à ce mot une signification précise.

En 1869, eut lieu à la Société médicale des hôpitaux, à propos d'une observation présentée par Lorain, une discussion fort intéressante et où pour la première fois on tenta de séparer la rechute de la

(1) *Edimburg médical journal*, 1838 et 1839.
(2) *Wirchow's handbuch*, 1847.
(3) *Archiv. für phys. heilkunde*, 1855.

récidive et de la recrudescence. Nous aurons l'occasion d'y revenir plusieurs fois.

M. Cornil, en 1872, publia la relation complète d'une autopsie et remit à l'ordre du jour l'anatomie pathologique de l'affection, qui semblait être abandonnée par les auteurs depuis quelques années.

La thèse de doctorat de Guyard (1) contient une étude détaillée de la question et des définitions très précises de la rechute et de la recrudescence.

Maurice Raynaud, dans une leçon publiée par la *Gazette hebdomadaire*, en 1877, émet sur la nature de la rechute une opinion nouvelle et originale.

En 1883, M. Hutinel, dans sa thèse d'agrégation, résume les travaux précédents et donne l'état de la sience sur la question à cette époque ; le chapitre consacré à la symptomatologie est très complet, notamment en ce qui concerne l'urine d'après les travaux de M. A. Robin et de M. Chaufard.

L'anatomie pathologique s'enrichit de nouvelles observations après le mémoire de Ceppi, publié dans le *Progrès médical*, en 1877.

Meunier (2), Battle (3) et Romiszowski (4) consacrent à l'étude de la question leur thèse inaugurale, sans apporter des faits nouveaux bien saillants

Pour terminer cette liste déjà assez longue, il nous faudrait citer tous les traités classiques récents;

(1) Paris, 1876.
(2) Th. de Paris, 1883.
(3) Montpellier, 1882.
(4) Th. de Paris, 1885.

parmi ceux-ci un certain nombre que nous aurons à citer plusieurs fois dans ce travail, ce sont :

Griesinger, Wunderlich, Murchison, Brand, Liebermeisster, Gueneau de Mussy, Cadet de Gassicourt.

Réservons pour la fin, la communication faite récemment au Congrès de Nancy (août 1886), par M. Bouchard, et la leçon clinique que M. Jaccoud (1) consacre aux rechutes dans ses leçons de 1883-84.

(1) *Clinique de la Pitié*, 1883-84.

CHAPITRE II

ÉTIOLOGIE

Quelle est la fréquence des rechutes ? Sur ce point les auteurs sont loin d'être d'accord.

Murchison l'estime à 3 %; MM. Tripier et Bouveret à 4 %; Guyard à 4,8 %, Griesinger (statistique de Zurich), à 6 %; Gerhardt, à 6,3 %; Griesinger (statistique de Leipsig), à 8 %; Liebermeister, à 8,6 %; M. Jaccoud, à 9,7 %: Maclagan, à 10 %; Baummler, à 11 %; M. Bouchard, à 20 % (1).

Ces divergences d'opinion ne doivent étonner personne, attendu que, ainsi que nous le verrons bientôt, nombre de cas tenus pour des rechutes par certains auteurs, ne sont pas considérés comme tels par d'autres.

Ce sont les statistiques les plus récentes qui donnent les chiffres les plus élevés; cela s'explique par ce

(1) Le total des cas de fièvres typhoïdes qui ont servi à établir ces statistiques est de 10,830. La proportion générale s'élève à 6,8 %.

fait que, depuis quelques années, l'attention étant dirigée du côté des rechutes, celles-ci ont été mieux observées, enregistrées avec plus de soin, et partant ont paru plus fréquentes.

D'après Griesinger, la rechute serait plus commune chez la femme que chez l'homme. M. Jaccoud professe une opinion diamétralement opposée, se rapprochant ainsi de la manière de voir de Murchison.

Quant à l'âge, tous les auteurs admettent qu'il parait sans influence notable.

Nos trente-deux cas, tous observés chez l'adulte, sont répartis ainsi : dix-sept femmes, quinze hommes.

Les causes capables de provoquer la rechute nous échappent complètement. Voyons celles qu'on a incriminées : Griesinger parle des émotions, des mouvements de l'âme; C. Paul cite un fait dans lequel la rechute aurait été provoquée par un cadeau fait intempestivement au malade; tous les auteurs signalent le refroidissement, la fatigue physique et intellectuelle, d'autres causes plus banales encore, et enfin les écarts de régime. Cette dernière mérite de nous arrêter un instant, vu l'importance qu'on parait lui attacher. Souvent, en effet, quand un malade, arrivé au déclin d'une fièvre a depuis trois ou quatre jours une température presque normale, on n'interroge plus le thermomètre, on permet l'alimentation, croyant à l'établissement de la convalescence. Bientôt ne tardent pas à apparaître des vomissements ou autres troubles digestifs, on parle d'indigestion, d'accidents passagers, mais le lendemain l'état du malade s'étant empiré, on prend la température, on la trouve élevée et l'on pense à une rechute, diagnostic qui ne tarde pas à être confirmé. Dans ces cas, beaucoup plus fréquents qu'on ne le dit, si l'on avait continué à prendre régulièrement la température, si l'on avait remarqué que la convalescence n'était pas franche, on aurait surveillé plus attentivement le malade, et l'on aurait vu que la rechute avait déjà commencé au moment où l'indigestion s'est produite, et que celle-ci, loin d'avoir été la cause de la rechute, n'en n'a été que la première manifestation. L'indigestion dans la convalescence vraie peut donner un accès de fièvre passager et rien de plus.

Cependant, une des circonstances précédemment indiquées a pu être, dans quelques cas, la cause déterminante de la rechute : mais le plus souvent il n'a pas été possible d'incriminer une cause de ce genre.

Dans certaines épidémies, les rechutes seraient plus fréqentes que dans d'autres ; celle qui sévit à Paris en 1882 aurait été de ce nombre.

On a accusé, peut-être avec quelque raison, les bains froids d'augmenter la fréquence des rechutes ; les statistiques de Merckel et de Vogl, émanées de l'hôpital militaire de Munich, et rapportées dans le livre de MM. Tripier et Bouveret, viennent à l'appui de cette assertion. M. Jaccoud croit que la méthode réfrigérante n'augmente pas la fréquence des rechutes. M. Gueneau de Mussy explique cette plus grande fréquence chez les malades baignés, par ce fait que la méthode réfrigérante fait subir un arrêt violent à l'évolution naturelle du processus morbide. En tout cas, ce ne serait pas là une raison suffisante pour rejeter la méthode de Brand, car nous espérons montrer tout à l'heure l'extrême bénignité des rechutes chez les malades baignés régulièrement dès le début.

M. Gassicourt n'attribue pas à la rechute de causes spéciales : « La rechute, dit-il, n'a pas de causes, puisqu'elle est une manière d'être de la maladie et non un accident. »

DÉFINITION DE LA RECHUTE

Les nombreuses discussions qui ont eu lieu sur les rechutes de la fièvre typhoïde ont presque toutes eu pour point de départ la définition du mot lui-même.

Pendant longtemps les termes récidive, rechute, recrudescence, furent employés indistinctement (1).

La récidive fut distinguée nettement de la rechute après la discussion qui eut lieu à la Société médicale des hôpitaux, en 1869. A ce moment, Lorain ne voyait, dans les exemples les plus frappants de rechutes, que l'évolution successive de deux fièvres typhoïdes accolées l'une à l'autre, c'est-à-dire que des récidives.

Cette opinion toute personnelle, basée sur des vues théoriques, fut battue en brèche par C. Paul. Pour

(1) Faisons remarquer que *rückfall* en allemand, *relapse* en anglais, *recidiva* en italien, veulent aussi bien dire rechute que récidive.

cet auteur, il n'y avait récidive que dans les cas où la courbe de la deuxième fièvre reproduisait les trois périodes classiques décrites par Wunderlich ; quand le fastigium manquait, on avait affaire non plus à une récidive mais à une rechute ; cette manière de voir reposait encore sur une théorie et non sur des faits, aussi, comme la précédente, fut-elle vite abandonnée, et aujourd'hui le terme récidive a une signification tellement différente de celui de rechute qu'il est à peine besoin d'y insister. Dans la récidive, il s'agit d'une deuxième infection tout à fait indépendante de la première, n'ayant avec celle-ci aucune espèce de lien. Pour la fièvre typhoïde, en effet, une immunité presque complète est conférée par une première atteinte (toutefois elle n'est pas aussi réelle que pour les fièvres éruptives); quand une deuxième atteinte se montre chez le même sujet, celui-ci est revenu à la santé parfaite depuis plusieurs années. Et, comme le dit justement Gassicourt, si l'on ne voit entre la rechute et la récidive d'autre différence que la date d'apparition, il faut rayer le mot rechute du langage médical, comme ne représentant aucune idée scientifique.

Voyons maintenant la recrudescence et la rechute, et prenons les définitions les plus exactes et en même temps les plus récentes, celles de M. Hutinel :

« La recrudescence est une surélévation de la température qui se produit ordinairement pendant la période de défervescence, dure plusieurs jours et s'accompagne toujours d'une aggravation des symptômes typhoïdes ; entre la première et la deuxième phase de la maladie, il n'y a jamais eu apyrexie continue, jamais la convalescence n'a commencé quand la température remonte. On dit, au contraire, qu'il y a eu rechute quand, après une première phase dans laquelle la fièvre typhoïde évolue régulièrement, il se produit une apyrexie de plusieurs jours de durée ; pendant cette période intercalaire la convalescence semble exister, puis, vers le sixième ou huitième jour, quelquefois plus tard, la température s'élève de nouveau et les symptômes typhiques reparaissent. »

Tout l'intérêt semble donc exclusivement porter sur cette période intercalaire : existe-t-elle, on a affaire à une rechute ; manque-t-elle, il s'agit d'une recrudescence.

Partant de ces définitions, il semble facile de distinguer à première vue la recrudescence de la rechute ; cependant il n'en est pas toujours ainsi, tant s'en faut, et en examinant un certain nombre de tracés, on arrive vite à se convaincre que le plus souvent on a sous les yeux des courbes qui s'éloignent plus ou moins de celles qui correspondent aux définitions sus-énoncées. Les rares tracés publiés par les auteurs et un grand nombre des nôtres le prouvent surabondamment.

L'embarras des auteurs (qui ont voulu s'en tenir à l'observation rigoureuse des faits) à cet endroit est manifeste, nous n'en voulons donner pour exemple que cette phrase de la thèse de Meunier : « On pourrait établir une série d'observations où l'on trouverait toutes les dates de transition entre les rechutes et les recrudescences; la rémission intermédiaire est parfois si prononcée et en même temps si courte qu'on hésite sur la qualification à donner. »

Entrons maintenant dans la discussion des termes des définitions de M. Hutinel, voyons sur quelles données cliniques elles reposent et l'utilité qu'il pouvait y avoir à établir entre la recrudescence et la rechute des limites aussi franches.

1° L'apyrexie doit-elle être absolue ou relative? Elle doit être absolue. Il faut d'abord s'entendre sur la valeur du mot, ce qui n'est pas déjà facile; prenons le chiffre adopté généralement : au-dessus de 38° l'apyrexie n'est plus absolue; dans ce cas, il faut supprimer du cadre des rechutes un certain nombre de tracés dans lesquels les températures vespérales ont atteint et dépassé 38° (comme par exemple le premier tracé du livre de M. Jaccoud, dans lequel les températures du soir sont de 39°), et de par ce fait la rechute devient déjà rare.

En outre, si l'on donne au mot apyrexie une définition plus exacte, si l'on ajoute qu'il doit y avoir pendant cette période intercalaire des températures normales et régulières, la rechute qui tout à l'heure était rare, devient une curiosité pathologique. Il n'y a presque plus de rechutes, il n'y a pour ainsi dire que des recrudescences.

Nous montrerons dans le chapitre suivant que la notion de la régularité de la température a une importance aussi grande que celle du niveau autour duquel elle se meut; que tant que cette régularité n'est pas complète le malade ne doit pas être considéré comme guéri, qu'il existe encore des lésions, et enfin que rien ne prouve que ces lésions ne sont pas encore aussi accentuées quand la température est régulière, mais un peu au-dessus de 38°, que quand celle-ci est irrégulière et au-dessous de ce chiffre.

L'apyrexie peut être seulement relative : on arrive facilement alors, par l'examen des tracés, à trouver, entre les rechutes avec apyrexie relative et les recrudescences, des ressemblances telles qu'on ne peut plus les différencier. Rien n'est plus vague, en effet, que les limites de cette apyrexie relative, et l'on trouverait, si l'on voulait les fixer, autant d'avis que d'observateurs consultés.

2° L'apyrexie doit être continue ; si elle ne l'est pas, on tombe, d'après les définitions, toujours dans la recrudescence. Cela veut dire qu'il y a, dans la période qui précède la recrudescence, tantôt des températures au-dessous de 38°, tantôt des températures inférieures à 38°. Or, nous montrerons le tracé XXIV, qui rentre dans cette catégorie, et que nul ne pourrait raisonnablement considérer comme un tracé de recrudescence ; c'est la rechute la plus typique qu'on puisse rencontrer. Cependant, nous dira-t-on, une seule température, pendant toute la période intercalaire, dépasse 38°, et l'aspect général de la courbe n'est pas modifié par cet accident thermique; mais si nous montrons d'autres tracés (ceux du quatrième type de la période intercalaire) où cet accident s'est produit plusieurs fois, et dans lesquels la rechute a été tout aussi évidente, force sera bien alors d'admettre qu'on ne peut considérer la continuité de l'apyrexie comme un caractère bien important servant à distinguer la rechute de la recrudescence.

3° La durée de l'apyrexie doit être de plusieurs jours. Faisons remarquer d'abord que plusieurs qui, pour M. Hutinel, signifiait, dans la définition, six à huit jours, ne signifie plus que deux jours au chapitre des symptômes. En s'en tenant même à ce dernier chiffre, il faut rejeter du cadre des rechutes les tracés qui, comme le deuxième du livre de M. Jaccoud et nos tracés IV, IX, XII, XIV, n'offrent qu'une apyrexie de un jour ; et cependant, dans tous ces cas, la rechute a été indéniable.

4° Pendant l'apyrexie, la convalescence semble exister ; cette convalescence étant, bien entendu, suivant les cas, plus ou moins franchement établie.

Ce semblant de convalescence est obtenu par l'atténuation graduelle des symptômes ; la recrudescence, d'autre part, est précédée d'une période caractérisée par l'amendement plus ou moins prononcé des symptômes ; nous demandons dès lors à quel degré, dans leur atténuation, les symptômes doivent s'arrêter pour que le cas soit considéré comme une recrudescence et non comme une rechute. Personne, nous croyons, ne pourrait répondre bien catégoriquement.

Nous venons de voir que pas plus par la forme de la courbe que par l'examen des symptômes généraux, il n'est pas facile de distinguer la rechute de la recrudescence ; voyons si cette dernière n'offre pas quelque analogie avec d'autres formes que certains auteurs ont décrites.

Gassicourt décrit deux espèces de fièvres typhoïdes

à formes prolongées : la forme lente continue et la forme lente, divisée en deux périodes ou forme à dépression moyenne. « Pendant ce temps, dit l'auteur, qui correspond à cette dépression moyenne, non seulement la température baisse, mais les symptômes s'amendent et cette période se rapproche plus symptomatiquement et thermométriquement de la convalescence vraie que ne le fait la période correspondante de la forme lente continue. » Des tracés viennent à l'appui de cette manière de voir et établissent qu'il existe des différences à peine appréciables entre ces deux formes de fièvres prolongées.

Il est, croyons-nous, impossible de différencier la forme à dépression moyenne de certaines formes à recrudescence, semblables à celles qu'offrent nos tracés I, XV, XXV ; il suffit de jeter les yeux dessus pour s'en convaincre.

Comparons maintenant les formes à dépression moyenne à certains de nos tracés et au tracé I du livre de M. Jaccoud, et où il existe, non plus une seule dépression, mais deux ou trois dépressions, plus ou moins accusées, plus ou moins longues, dépressions accompagnées non seulement d'un abaissement thermique, mais d'un amendement des symptômes, et réparties sur la longueur totale du tracé, et nous trouverons alors une analogie frappante d'une part entre les tracés à deux ou trois dépressions et les tracés à deux ou trois recrudescences ; de l'autre, entre ces derniers et les tracés à deux ou trois rechutes.

Si l'on veut bien remarquer, en outre, que la fièvre

typhoïde en général est loin de présenter une évolution clinique aussi parfaite, une courbe d'une régularité aussi irréprochable que Wunderlich l'a indiquée, que, bien au contraire, les dépressions de toutes espèces et de tous degrés sont beaucoup plus fréquentes qu'on ne le dit, on arrive à conclure qu'il est inutile de s'évertuer à donner aux mots rechute, recrudescence et dépression des significations différentes les unes des autres, que ces mots, au contraire, ne doivent être considérés que comme exprimant les degrés successifs de l'exagération d'un même fait, qui se trouve à l'état d'ébauche dans beaucoup de tracés de dothiénentérie, que dépression (unique ou multiple), recrudescence et rechute ne font que correspondre à des modalités thermométriques à variétés infinies, à peine différenciées les unes des autres et représentant les types extrêmes d'une même série, dont les types intermédiaires, innombrables, ne sont séparés entre eux que par des différences négligeables, aussi bien symptomatiquement que thermométriquement.

C'est un peu à cette manière de voir que se rangeait M. Gassicourt, quand il disait : « Si nous prenons la forme prolongée continue, la forme à dépression moyenne, la forme à rechute, nous voyons que chacune de ces formes ne diffère de la précédente que par des nuances, et que l'analogie qui existe entre les tracés de température de ces trois formes se retrouve dans tous leurs symptômes.

Il ne faut pas cependant croire, d'après ce que nous avons dit plus haut, que tous les abaissements thermiques de quelque nature qu'ils soient, sont pour nous des rechutes. Loin de là. On observe souvent, à toutes les périodes de la fièvre typhoïde, des abaissements brusques, quelquefois considérables (qu'on peut rapprocher de la défervescence du septième jour de Wunderlich), ne durant généralement pas au delà de un jour et ne s'accompagnant pas d'un amendement des symptômes typhiques. Ces abaissements qui, ainsi que Griesinger le dit, ont une cause qui nous échappe absolument, ne sont pas préparés, pour ainsi dire, ni thermométriquement ni symptomatologiquement, et, à cause de cela, ils diffèrent totalement des rechutes de toutes espèces que nous avons étudiées ; en outre, ils ne modifient pas notablement l'évolution clinique de la fièvre.

Ces abaissements doivent être distingués des accidents thermiques dus à des causes bien connues, telles qu'une hémorrhagie intestinale, un flux diarrhéique intense, un état syncopal, l'action d'un médicament.

Quant à l'exacerbation qui, d'après les idées reçues, ne serait qu'une exagération passagère dans l'intensité des symptômes et l'élévation de la température, elle diffère pour nous des rechutes de tous degrés, par ce fait que les symptômes n'avaient pas commencé à s'amender, la température n'avait pas commencé à baisser graduellement quand l'exacerbation est survenue.

En un mot, si nous voulions donner sous une forme succincte notre façon de comprendre la rechute, nous dirions : pour qu'on puisse dire d'un typhique qu'il a eu une rechute, il suffit et il est nécessaire qu'on ait constaté, à une période quelconque de sa maladie, la succession des phénomènes suivants :

1° Un abaissement graduel de la température, accompagné d'un amendement des symptômes, abaissement amenant ordinairement la courbe plus ou moins près de la normale ;

2° Une période intercalaire, pendant laquelle la température se maintient dans les environs du niveau où l'abaissement l'a amenée, période de durée très variable, où le malade peut paraître convalescent, mais ne l'est jamais ;

3° Une réascension plus ou moins brusque de la température avec recrudescence des symptômes, constituant la rechute proprement dite, dont la durée varie de quelques jours à un, deux ou trois septenaires, et qui se termine, dans les cas favorables, par la guérison ou par une nouvelle rechute.

CHAPITRE III

SYMPTOMES ET DIAGNOSTIC

Dans ce chapitre, le plus important de notre travail, nous étudierons d'abord la première atteinte, puis la période intercalaire, et enfin la rechute elle-même

PREMIÈRE ATTEINTE

Tous les auteurs s'accordent, en général, à dire que rien dans l'évolution de la première fièvre ne peut faire soupçonner la rechute ; que cette première fièvre, en général de peu de durée, n'offre rien de particulier dans ses allures et dans sa marche.

Voyons la durée. M. Jaccoud la donne comme très variable, en général peu longue, elle peut atteindre cependant trente-deux et même trente-cinq jours ; ce fait condamne, dit le professeur de Paris, la théorie de la compensation, dans laquelle on attribue la rechute à l'insuffisance de la première atteinte. La plupart des auteurs assignent à la fièvre une durée moyenne de vingt à vingt-cinq jours.

L'analyse de nos observations donne à ce point de vue les résultats suivants :

12 jours = 2 fois (obs. II et III).
12 — = 1 fois (obs. XXI).
14 — = 6 fois (obs. XXIV).
15 — = 1 fois (obs. IV, VI, X, XI, XV, XIX).
17 — = 1 fois (obs. XXII).
18 — = 1 fois (obs. XXXI).
21 — = 1 fois (obs. I).
22 — = 6 fois (obs. V, VII, XII, XIII, XVII, XXIII).
24 — = 1 fois (obs. XIV).
25 — = 1 fois (obs. XXV).
26 — = 1 fois (obs. IX).
28 — = 4 fois (obs. XX, XXVI, XXVIII, XXXII).
36 — = 2 fois (obs. VIII, XVI).
38 — = 1 fois (obs. XXIX).
40 — = 1 fois (obs. XXX).

Si nous établissons la moyenne, nous trouvons vingt-trois jours, c'est-à-dire un chiffre semblable à celui que donnent les auteurs.

Remarquons que dans quatre cas sur trente seulement, la durée de cette fièvre a été de plus de 30 jours, c'est-à-dire a dépassé la durée moyenne d'une fièvre typhoïde, estimée par tous les pathologistes à vingt-cinq ou trente jours. En outre, les durées de quinze jours, vingt-deux jours et vingt-huit, ont été notablement plus fréquentes que les autres; ce fait est à signaler, nous y reviendrons au paragraphe de la rechute, mais disons tout de suite que ces chiffres représentent à peu près exactement la durée de une, deux et trois semaines.

Les quatre observations, dans lesquelles la durée de la fièvre a été inférieure à quinze jours, sont d'un grand intérêt ; en effet, certains auteurs assignent comme minimum de durée à la fièvre typhoïde dix-huit à vingt jours (1). Dès lors, on pourrait se demander si dans ce cas la première fièvre a bien été une fièvre typhoïde et non une affection différente. Nos observations répondent d'elles-mêmes à cette objection, dans les cas auxquels nous faisons allusion, le cortège symptomatique a été bien complet, le diagnostic non douteux. Cette première atteinte peut être parfois si légère, avoir des symptômes si peu accusés, qu'elle passe inaperçue; la fièvre est peu intense, le malade ne tient même pas le lit, on pense à une fièvre éphémère, on prononce le mot d'embarras gastrique fébrile ; au bout de quelques jours le malade entre dans une fausse convalescence, il s'alimente, cette amélioration peut persister huit jours au plus, d'ordinaire elle n'est pas de longue durée, et bientôt apparaissent des symptômes typhoïdes, d'une telle netteté, que toute hésitation dans le diagnostic devient impossible. Si, pendant la période de fausse convalescence on avait continué à prendre régulièrement la température, on aurait vu qu'elle n'était pas normale, que le malade n'était pas guéri. M. Tripier nous a communiqué, ora-

(1) Griesinger décrit des fièvres typhoïdes d'une durée de sept à quatorze jours.

lement, deux observations de ce genre, tirées de sa pratique, absolument probantes.

En résumé, la première atteinte a, en général, la durée d'une fièvre de longueur moyenne, et lorsque l'on constate à la fin du deuxième ou du troisième septenaire d'une fièvre typhoïde un abaissement graduel de la température avec amendement notable des symptômes, il faut grandement se méfier d'une rechute.

Passons aux symptômes d'ordres divers présentés dans la première atteinte.

Taches roses. — D'après West et Trousseau (1), une éruption abondante de taches rosées indiquant toujours une forme grave, on ne devrait observer, pendant la première fièvre qu'une éruption discrète ; dans la grande majorité des cas du moins. Or, il n'en est rien.

Si, en effet, dans sept de nos observations (II, XX, XXII, XXIII, XXIV, XXX, XXXI) on a noté l'absence de taches et dans neuf autres (III, IV, V, X, XI, XVII, XIX, XXI, XXVIII) une éruption discrète ; on a constaté dans neuf observations (I, VI, VIII, IX, XIV, XVI, XXV, XXVI, XXVII) une éruption abondante se faisant en plusieurs poussées et dans quatre autres (XII, XIII, XV, XXIX) une éruption très confluente.

(1) Rilliet et Barthez professent une opinion absolument contraire ; M. Gassicourt partage leur avis. Est-ce parce que tous ces auteurs ont observé la fièvre typhoïde surtout chez les enfants ?

Diarrhée et constipation. — Maclagan dit qu'il a surtout observé des rechutes quand la diarrhée, légère à la première phase, a fait place pendant la période intercalaire à de la constipation. Tuckwell et Murchison ont montré que cette opinion n'était pas fondée.

Dans nos observations III, V, XII, XX, XXVII, on a observé une constipation opiniâtre; dans les observations VIII, XI, XXI, XXIII, XXV les selles ont été normales; dans les observations XVI, XXIV, XXIX la diarrhée a été intense; dans toutes les autres elle a été modérée. La rechute peut donc s'observer aussi bien quand, dans la première fièvre, il y a eu de la constipation que quand il y a eu de la diarrhée, intense ou légère, et il n'est pas possible de formuler de règle à cet égard. Notons que l'hémorrhagie intestinale n'a pas été observée dans un seul de nos cas.

Albuminurie. — Les auteurs n'en parlent pas. La recherche de l'albumine a été faite dans dix-huit de nos cas, six fois le résultat a été négatif; douze fois il a été positif; deux fois l'albumine existait en quantité dans l'urine, donc, mêmes conclusions à donner que pour la diarrhée.

Les autres symptômes consignés dans nos observations n'ont rien de spécial. Signalons toutefois l'observation IX, dans laquelle le malade a présenté dans la fièvre une éruption pétéchiale qui n'a pas tardé à disparaître et qui ne s'est pas montrée de nouveau pendant les rechutes. Griesinger, parlant de ces éruptions pétéchiales de la fièvre, dit qu'elles sont sans influence pronostique.

Peut-on trouver dans la forme de la courbe de la fièvre quelque indice qui puisse faire songer à la possibilité d'une rechute.

Wunderlich dit que la marche typique de la fièvre peut se rencontrer dans les cas de rechute, et que la marche thermométrique de la période initiale ne peut fournir aucune indication relative à l'évolution ultérieure de la maladie, à sa bénégnité ou à sa violence ; cependant, ajoute un peu plus loin l'auteur allemand, quand on constate des irrégularités dans le courant du deuxième septenaire, il faut craindre des rechutes.

Nous avons cherché ces irrégularités de la deuxième semaine dans nos tracés, nous n'en n'avons trouvé aucun exemple bien évident.

Les tracés que nous publions ne nous ont donné, relativement à la courbe de la première fièvre, que des indications peu précises. Cependant, nous avons cru remarquer qu'au commencement de plusieurs de nos courbes il y avait une légère dépression ou plutôt une simple ondulation plus ou moins marquée, en général de courte durée (nous ne parlons pas évidemment de la dépression qu'imprime dans certains cas l'application de la méthode réfrigérante). Cette ondulation a en outre de la tendance à se reproduire (tracés I, IV, XX, XVII, XIV, XXXII) dans le reste de la courbe, et donne à cette dernière un aspect spécial sur lequel nous aurons à revenir.

Le tracé de la page 557 du livre de M. Gassicourt,

donné comme type d'évolution lente continue, en offre un bel exemple.

Cette ondulation précoce pourrait être rapprochée de la défervescence qui se fait au septième jour, pour Wunderlich ; du septième au dixième, pour M. Jaccoud, dans un grand nombre de fièvres typhoïdes, et à laquelle ces auteurs n'attachent aucune valeur pronostique.

Sans attacher à ce fait une importance extrême, M. Tripier pense néanmoins qu'il ne faut pas négliger cette donnée thermométrique, et songer quand on l'observe à la possibilité d'une rechute, à plus ou moins longue échéance.

PÉRIODE INTERCALAIRE

C'est surtout sur cette période qu'ont porté nos recherches, nous allons essayer de montrer tout l'intérêt que peut avoir l'examen minutieux des symptômes à ce moment de la maladie.

Etudions d'abord la courbe thermométrique, et pour cela commençons par chercher ce que veulent dire apyrexie absolue et température normale.

De la courbe. — La température du corps humain, dans ses parties internes, dit Wunderlich, présente à l'état normal une moyenne qui varie de 37° à 37°,5.

D'après Lichtenfels et Frœhlich, les écarts quotidiens de la température physiologique atteignent à peine un demi-degré; quant au moment où s'observent les plus hautes températures, les avis sont partagés:

pour les auteurs que nous venons de citer, c'est entre 4 et 5 heures du soir, pour Jürgenson c'est entre 4 et 9 heures du soir. En outre, tout le monde s'accorde à reconnaître : que la courbe thermométrique d'un homme bien portant, à deux annotations par jour (l'une le matin et l'autre le soir), ne doit pas représenter une ligne horizontale, que les températures du matin doivent toutes être à peu près égales les unes aux autres, que les températures du soir doivent offrir entre elles la même uniformité. Les quelques expériences que nous avons pu faire nous ont fourni des résultats concordant entièrement avec ces données.

Il s'ensuit que des températures basses constituant un état apyrétique peuvent être absolument anormales, c'est ce qui arrive chaque fois que la température du matin est égale ou plus élevée que celle du soir, ou bien qu'il y a entre la température du matin et celle du soir un écart supérieur à un demi-degré, ou bien que les températures du matin offrent entre elles une différence de plusieurs dixièmes.

Les auteurs qui ont traité la rechute ont paru négliger l'importance que peut avoir cette régularité de la température, et pour eux apyrexie et température normale sont deux termes synonymes.

Citons pour exemple :

1° Le tracé de la thèse de Meunier, dans la période intercalaire duquel la température est très irrégulière, une fois, en effet, la température du matin est égale à celle du soir du même jour ; une autre fois, il y a entre la température d'un matin et celle d'un soir (le même jour) une différence de 1°.

2° Le tracé VI de Wunderlich, dans la période intercalaire duquel la température n'est régulière que pendant deux jours sur huit ;

3° Le tracé de la page 561 du livre de M. Gassicourt : la période intercalaire, dans ce cas, est de cinq jours, les températures du soir ont avec celles du matin, chaque jour, près de 1° (0°8 en moyenne).

Ces trois tracés sont pourtant tous donnés comme tracés avec température normale, pendant la période intercalaire, comme nous l'avons déjà dit, cela ne se voit pas chez un homme sain, ce n'est pas l'état normal.

Avec les réserves que nous avons faites plus haut sur la façon dont nous entendons la rechute, nous pouvons, au point de vue thermométrique reconnaître dans la période intercalaire une série de types ; nous en admettons cinq n'ayant entre eux que des différences légères.

Dans le 1° : il y a apyrexie absolue pendant toute la durée, quelle qu'elle soit, de la période intercalaire, avec températures régulières et normales (tracés VI, VII, XXIII, XXXI).

Dans le 2° : il y a apyrexie absolue pendant toute la durée, quelle qu'elle soit, de la période intercalaire, avec températures irrégulières et anormales (tracés III, X, XXVIII, XXX, XXXII).

Dans le 3° : il y a apyrexie absolue pendant toute la durée, quelle qu'elle soit, de la période intercalaire, sauf une ou deux températures au-dessus de 38°, les autres étant normales et régulières (tracé XXIV) (1).

Dans le 4° : il n'y a pas d'apyrexie absolue continue ; quelques-unes ou la plupart des températures vespérales sont supérieures à 38°, en outre les températures sont bien irrégulières (tracés II, XI, XIII, XXVI, XXIX).

Dans le 5° : il n'y a pas d'apyrexie absolue, toutes les températures du soir sont supérieures à 38°, mais le tracé offre plus de régularité que dans le type précédent (tracés XV, I, XXV).

Les différences qu'offrent entre eux cette partie des tracés sont bien accusées, quand on compare par exemple le tracé XXXI au tracé XXV, c'est-à-dire les termes extrêmes de la série ; mais les différences s'atténuent beaucoup quand on compare des termes moins éloignés, et en les prenant un par un, dans l'ordre où nous les avons placés, on arrive vite à se convaincre qu'on n'a sous les yeux que des modifications successives d'un même type.

La régularité de la température, avec apyrexie absolue, représentée par le premier type, est très rarement atteinte ; dans le tracé XXXI, que nous plaçons en tête, la régularité peut à la rigueur n'être pas considérée comme absolue pendant toute la durée de la période intercalaire. Dans le tracé VII, on trouve une température inverse. Dans les tracés VI

(1) L'existence de ce troisième type n'est pas très bien justifiée, l'unique tracé que nous y faisons rentrer ressemble beaucoup, au premier coup d'œil, à ceux de la première série, c'est pourquoi nous l'avons placé à côté du tracé XXXI.

et XXIII, la régularité est parfaite pendant toute la période, il est vrai, mais celle-ci ne dure qu'un jour. Donc, en s'en tenant à ce qui a été dit ci-dessus, aucun de nos tracés ne reproduirait d'une façon absolue le premier type que nous avons décrit; nous pouvons ajouter qu'il en est de même pour tous les tracés publiés par les différents auteurs.

Les tracés X, XXVIII, XXX, appartenant au deuxième type, offrent une série de plusieurs jours où la température n'a pas été prise. Souvent il en est ainsi; quand, arrivé à la fin d'une fièvre typhoïde, on a constaté quatre ou cinq jours de suite que les températures du matin et du soir sont au-dessous de 38°, on se croit autorisé à ne plus consulter le thermomètre, on commence à alimenter le malade, si toutefois la chose n'a pas déjà été faite, et après plusieurs jours, pendant lesquels on croyait que le malade achevait sa guérison, on le trouve avec la langue sèche et sale, l'état général mauvais, un peu de diarrhée; on prend la température de nouveau et on la trouve à 39°5 ou 40°. Quelquefois même, pendant cette période, on prend la température du malade un jour, par hasard, pour bien s'assurer que l'apyrexie persiste (ainsi qu'il est arrivé dans l'observation XXVIII) et l'on trouve soit une température du matin égale à celle du soir, soit un écart considérable entre les deux températures de la journée; néanmoins, n'attachant pas à la régularité de la température dans l'apyrexie l'importance qu'elle a, on continue à croire le malade convalescent, tandis que le seul fait de cette température anormale aurait dû mettre l'attention en éveil et faire modifier le régime en vue de la possibilité, si la première fièvre a déjà duré un certain temps, et de la probabilité, si elle a peu duré, d'une rechute.

Cette irrégularité de la température a pour nous une très grande importance ; mais nous n'allons pas jusqu'à dire que toutes les fois qu'après une fièvre de courte durée, ou de durée moyenne, la température se maintenant à 38° et étant irrégulière, la rechute va se produire. Nous savons parfaitement que souvent (et un grand nombre de nos tracés le montre) des malades, arrivés au déclin d'une fièvre typhoïde, conservent assez longtemps, avec une apyrexie absolue, des températures irrégulières et finissent très bien par guérir sans avoir de rechutes ; mais cela ne modifie en rien l'opinion que nous nous faisons de ces malades, ainsi que nous le verrons plus loin à propos de l'anatomie pathologique. Les malades qui, avec de l'apyrexie, ont des températures irrégulières, qu'ils marchent vers la convalescence vraie ou qu'ils en soient séparés encore par une rechute, ont encore des lésions, ne sont pas guéris.

Pendant que nous faisions notre thèse, nous avons recueilli un assez grand nombre de tracés de rechutes, que nos collègues d'internat ont eu la bienveillance de nous procurer ; presque tous offraient le deuxième type de la période intercalaire et ressemblaient beaucoup aux nôtres ; c'est pour ces raisons que nous considérons ce type comme le plus fréquent et que nous n'avons pas cru devoir en reproduire un plus grand nombre (1).

Si par la pensée on supprime la seule température de la période intercalaire du tracé XXIV, qui s'élève au-dessus de 38°, on trouve un exemple du premier type. Nous y reviendrons à propos du tracé XXXII.

Ce sont les tracés du quatrième type surtout qu'il serait difficile de classer en s'en tenant aux définitions classiques de la recrudescence et de la rechute ; ils offrent en outre, avec ceux du 5ᵉ type, une grande analogie. Le tracé II est tout à fait comparable au tracé XXIX ; pendant les trois jours d'apyrexie, la courbe est assez régulière et la température vespérale du quatorzième jour du tracé II est susceptible de la même interprétation que celle du dix-septième jour du tracé XXIX. Le nombre des températures vespérales dépassant 38° augmente en passant du tracé II au tracé XI et donne à la courbe de la période intercalaire un aspect d'irrégularité qui s'accentue encore si l'on jette les yeux sur le tracé suivant (XXVI), pour atteindre son maximum de développement dans les tracés XIII et XXIX.

Le cinquième type qui correspondrait, d'après les définitions de M. Hutinel aux tracés de recrudescence, comprend tous les cas où toutes les températures du soir sont supérieures à 38°, celles du matin oscillant de 37° à 37°5 pour le tracé XV, de 37°5 à 37°9 pour le tracé I, et enfin de 37°9 à 38°2 pour le tracé XXV. Ces trois tracés, qui ne diffèrent entre

(1) C'est également dans ce type que doivent rentrer tous les tracés publiés par les auteurs et dont nous avons parlé chemin faisant.

eux, on le voit, que par le niveau qu'atteignent les températures du matin, ressemblent, en outre, assez bien au tracé VI du livre de Wunderlich (qu'il donne comme exemple de tracé de recrudescence) et à ceux que M. Gassicourt donne comme exemples de tracés à dépression moyenne. Dans les uns et les autres, la dépression occupant en effet à peu près exactement le tiers moyen de la courbe, les deux autres tiers étant occupés par les périodes des hautes températures.

Dans les cinq types de période intercalaire énumérés ci-dessus, nous avons fait rentrer dix-huit de nos tracés, quatorze sont encore hors cadre ; c'est la notion de la dépression qui va nous servir à les y faire entrer.

En considérant le tracé XIV dans son ensemble, on voit qu'il offre bien deux dépressions : l'une allant du vingt et unième au vingt-septième jour ; l'autre du trente-deuxième au trente-cinquième jour ; ces deux dépressions sont peu accusées relativement aux températures hautes qui les limitent ; mais qu'on suppose un instant qu'elles le soient un peu plus, surtout la première, et l'on aura non seulement une courbe à peu près semblable à celle du tracé XXV, mais une courbe offrant la plus grande ressemblance avec une courbe à deux rechutes. C'est à savoir que si les courbes à une dépression ne sont que le premier terme de la série des tracés dont le dernier terme est la courbe à une rechute, on peut dire que les courbes à deux ou trois dépressions représentent une ébauche des courbes à deux ou trois rechutes.

En comparant successivement les tracés IV, XIX, V, on se rend très bien compte de la chose ; dans le tracé IV, on soupçonne déjà les deux rechutes, ce soupçon devient presque une certitude avec le tracé V, et l'on a avec le tracé XIX la notion d'un fait accompli ; cependant, si l'on compare directement le tracé XIV et le tracé XIX, on ne trouvera entre eux que des différences assez accusées.

Ce sont ces considérations qui nous font admettre deux rechutes dans le premier tracé de M. Jaccoud, où l'auteur n'en voit qu'une seule.

Les tracés XXI et XXII semblent au premier abord défier toute analyse et ne pouvoir rentrer dans aucune des catégories ci-dessus. Toutefois, en les observant de près, on peut voir par exemple que le tracé XXII offre cinq ou six dépressions plus ou moins accusées, qui donnent à la courbe un aspect tourmenté et bizarre ; les tracés de ce genre correspondent à des tentatives de rechutes multiples qui n'ont pas eu le temps de se faire (chaque dépression coïncide avec un amendement plus ou moins marqué des symptômes) et qu'on soupçonne plutôt qu'on ne voit. Ce sont ces tracés que MM. Tripier et Bouveret ont appelé tracés à ondulations et dont trois beaux exemples sont représentés dans leur livre (tracés XIV, XV, XVI). Les formes à ondulations diffèrent des rechutes en ce que les abaissements et les recrudescences de la température sont moins marqués, moins accusés à tous les points de vue et ne s'accompagnent pas de modifications bien appréciables des symptômes. Elles doivent être placées entre les formes à rechute, dont elles ne font pas partie intégrante et les formes à exacerbation dont nous avons déjà dit quelques mots plus haut. Nous pourrions, pour les tracés à deux et trois rechutes, répéter les mêmes divisions que nous avons déjà données pour les tracés à une rechute, mais ce ne serait d'aucune utilité.

Quand il y a deux rechutes, non seulement l'apyrexie absolue avec température régulière est extrêmement rare, mais son existence ne nous paraît pas démontrée, si nous nous en tenons du moins à l'examen de nos tracés et de ceux qui ont été publiés. Bien plus, l'apyrexie complète avec température irrégulière, pendant les deux périodes intercalaires, est un fait tout à fait exceptionnel; en effet, dans le tracé XII, si la deuxième période intercalaire offre une apyrexie absolue avec température irrégulière, la première n'est représentée que par une ondulation peu marquée (grande analogie avec le tracé I du livre de M. Jaccoud). Le tracé XIII présente des températures vespérales constamment supérieures à 38°, il en est de même des tracés IX et XX. Le tracé XVII n'a que dans sa deuxième période intercalaire des températures la plupart du temps inférieures à 38°, dans la première et la troisième, presque toutes les températures du soir s'élèvent au-dessus de ce chiffre. Le tracé XXVII est le seul dans lequel l'apyrexie absolue a été constatée pendant les deux périodes; avec cette apyrexie il y a eu presque constamment des températures inverses. Le tracé VII de Wunderlich est le seul de tous ceux publiés à notre connaissance où les deux périodes intercalaires aient présenté, avec une apyrexie absolue une température à peu près régulière : disons à peu près, car la deuxième période intercalaire offre dans sa courbe beaucoup moins de régularité que la première.

Nous pouvons, à ce propos, faire remarquer que tous les auteurs qui citent des exemples de rechutes multiples (sans tracé à l'appui, sauf celui de Wunderlich) ne parlent jamais des recrudescences multiples. Cependant, un certain nombre de nos tracés pourraient, en s'en tenant aux définitions classiques, être considérées comme offrant soit une recrudescence et une rechute, soit deux recrudescences. Nous avons tout lieu de croire que cette forme de courbe n'est pas d'une grande rareté, et qu'elle a déjà dû tomber sous les yeux d'un certain nombre d'observateurs ; et dès lors nous pouvons supposer que pour dire, dans les cas de rechutes multiples, qu'il y a eu trois ou quatre rechutes, les auteurs n'ont pas eu besoin de constater dans chaque période intercalaire, une apyrexie absolue comme de plusieurs jours de durée, etc., mais se sont contentés d'une dépression plus ou moins marquée de la courbe thermométrique, avec amendement des symptômes, c'est-à-dire qu'ils se sont rapprochés de notre manière de comprendre la rechute, ou bien qu'ils ont, à l'exemple de M. Jaccoud, passé sous silence la première dépression et n'ont parlé que de la deuxième.

Quelques auteurs ont avancé que lorsqu'on observe, au déclin d'une dothiénentérie, des températures hyponormales, on peut affirmer que la convalescence franche va commencer. Des températures de 36°5 à 37°, dit Wunderlich, indiquent plutôt une convalescence confirmée. Un certain nombre de nos tracés prouvent qu'on peut avoir de l'hypothermie dans la période intercalaire : VI, XVII, XXXII. Il en est de même de celui de Mounier, de celui de la page 561 du livre de M. Gassicourt, du n° 1 de Wunderlich. Le tracé vu de Wunderlich montre, en outre, qu'on peut avoir de l'hypothermie dans les deux périodes intercalaires, dans les cas de deux rechutes, et même le matin du jour de la rechute.

Nous parlerons des grandes oscillations au paragraphe de la rechute.

Pour terminer ce paragraphe, nous allons entrer dans quelques détails relatifs à l'observation XXXII. Elle se rapporte à un malade très intelligent, qui s'est observé lui-même très attentivement ; elle a été prise avec beaucoup de détails, qui nous ont été communiqués par M. le Dr Reynaud. Comme on peut s'en rendre compte en examinant le tracé, pendant les seize jours qu'a duré l'apyrexie, on a observé de l'hypothermie et une température très irrégulière. La température rectale a été prise chaque jour un très grand nombre de fois. Avant d'essayer de se lever pour passer quelques heures debout, de lire un journal, de faire, en un mot, un exercice quelconque musculaire ou intellectuel de peu de durée, le malade prenait sa température ; en se couchant, en cessant de lire, la température était prise de nouveau. Chaque fois on constatait entre les deux températures une différence de 0°6 à 0°8, et même 1°. Ces élévations, bien entendu, ne tardaient pas à disparaître, et, après quelques heures de repos au lit, la température était revenue à son point de départ. Par contre, l'ingestion des aliments pris au lit, sans mouvement, sans fatigue, n'amenait que des élévations insignifiantes de température (1 à 2 dixièmes à peine). Cet état d'instabilité de la température centrale n'a pas été encore, croyons-nous, signalé. Notre attention n'a pas été dirigée de ce côté depuis assez de temps pour que nous puissions en présenter d'autres exemples ; tout nous porte à croire, cependant, que lorsque la maladie doit se terminer sans rechute, alors même qu'il y a des températures anormales, c'est-à-dire dans cette période qui précède la vraie convalescence, il doit y avoir la même instabilité dans la température centrale. En tout cas, des recherches nouvelles devraient être entreprises de ce côté ; en attendant, nous estimons que tant que cet état d'équilibre instable de la température est observé, il faut se tenir sur ses gardes et ne pas se hâter de proclamer la guérison complète du malade.

C'est là un élément nouveau de diagnostic et de pronostic.

Cette unique température au-dessus de 38°, que comprend la période intercalaire du tracé XXIV (qui a cependant une grande régularité) peut s'expliquer par ce fait que probablement, au moment où l'on a pris cette température, le malade venait soit de rester quelques heures debout, soit de lire, etc., et il est rationnel de supposer que si le thermomètre avait été placé une ou deux heures plus tard, la température aurait été inférieure à 38°. Les quelques températures supérieures à 38° de plusieurs de nos tracés du quatrième type pouvaient être susceptibles de la même interprétation et rentreraient dès lors dans le deuxième type, que nous avons déjà dit être le plus commun.

Voyons maintenant les différents symptômes présentés par les malades pendant cette période intercalaire.

Examen des urines. — M. Chauffard, dans une communication faite à la Société clinique, en 1882, disait que quand la polyurie se produit, il n'y a pas à craindre de réversion, quand elle fait défaut on peut songer à la possibilité d'une rechute. M. Damaschino, de son côté a fait des recherches dans ce sens ; il a constaté de la polyurie au moment de la défervescence, mais, ni dans le degré de la polyurie, ni dans son mode d'apparition on ne peut trouver de différences capables de caractériser la convalescence définitive de la défervescence suivie de rechute.

La quantité d'urine éliminée chaque jour par nos malades n'a pas été notée régulièrement, cependant nous pouvons dire que la plupart de nos malades (tous, moins trois), ayant été traités par les bains froids, ont eu une diurèse abondante dès les premiers jours de l'application de la méthode de Brand ; cette diurèse s'est continuée pendant la convalescence. L'effet le plus remarquable de la réfrigération systématique, disent MM. Tripier et Bouveret, est de hâter singulièrement l'apparition de cette urine critique, qui se fait toujours attendre avec les autres méthodes de traitement.

A. Robin (1) dit que deux phénomènes accompagnent la dépuration qui se fait au moment de la convalescence de toute maladie infectieuse : 1° une polyurie plus ou moins abondante ; 2° une élimination plus considérable des matériaux solides par l'urine ; or, chez les malades qui vont avoir une rechute, la quantité d'urine émise pendant la défervescence subit une élévation insignifiante, et il n'y a pas augmentation des matières solides éliminées.

Rate. — Gerhardt et Henoch ont noté souvent, pendant la période intercalaire, la persistance de la tuméfaction de la rate ; ce fait suffirait pour ces auteurs à indiquer l'imminence de la rechute. Dans une seule de nos observations (XXIII), la rate a été considérablement hypertrophiée pendant la fièvre, le volume de cet organe diminua notablement pendant l'apyrexie, pour augmenter de nouveau en devenant douloureux pendant la rechute.

Diarrhée et constipation. — La plupart des auteurs disent que dans la fièvre à rechute, à la diarrhée de la fièvre succède, pendant la période intercalaire, une constipation plus ou moins opiniâtre qui, à son tour, au moment de la rechute est remplacée par de la diarrhée (2). Nos observations ne contiennent malheureusement pas beaucoup de détails relatifs à ce sujet. Notons cependant que : dans l'observation

(1) *Essai d'urologie clinique*. Paris, 1877.

(2) C'est en se basant sur ces faits que Hamernjk et Maclagan ont édifié, comme nous le verrons, leur théorie de la rechute.

XXI, le malade eut, pendant la fièvre et la rechute des selles normales, et pendant la période intercalaire, une constipation bien marquée. Que dans les observations III et XXVIII, à la constipation de la fièvre succéda, pendant la période intercalaire, une diarrhée légère qui augmenta d'intensité pendant la rechute. Que dans les observations II et XXVII la diarrhée de la fièvre fit place, pendant la période intercalaire, à une constipation qui ne fit que croître pendant la rechute et qui ne céda qu'aux lavements de sulfate de quinine.

De ce petit nombre de faits, nous ne tirons aucune conclusion.

Etat général. — Les avis sur l'état général des malades à cette époque sont différents suivant les auteurs.

Les uns croient à une convalescence bien établie, les autres à un semblant de convalescence.

Remarquons d'abord qu'on est loin de s'entendre sur la véritable signification du mot convalescence et le moment où elle commence.

Chomel la définit : « cet état intermédiaire entre la maladie qui n'existe plus et la santé parfaite qui n'existe pas encore. »

Griesinger dit : « la convalescence ne doit être datée que du moment où le malade ne présente plus de fièvre le soir, alors que l'appétit et le sommeil sont bons et qu'il y a émission d'une urine claire et abondante. »

Wunderlich s'exprime en ces termes : « Il y a

pleine convalescence seulement quand la température du soir présente une apyrexie absolue; on ne peut la considérer comme définitive que si les températures basses se sont maintenues au moins pendant deux jours de suite. »

La convalescence, au dire de M. Bernheim, peut exister avec 39° le soir, pourvu que le sommeil soit bon, les selles normales, l'appétit bon.

Pour Meunier, la certitude de l'état de convalescence peut être établie sur un ensemble de symptômes qui indiquent la fin de l'évolution des lésions et le commencement de la restauration de l'organisme; celui qui les domine tous, c'est le retour de la température à la normale.

M. Hutinel dit qu'il est peu de maladies dont les phases soient aussi difficiles à délimiter que celles de la dothiénentérie et se dispense de donner une définition de la convalescence.

Quant à nous, il est évident, avec notre façon de comprendre la rechute, que nous admettons dans la période intercalaire tous les degrés dans l'amendement des symptômes, depuis une atténuation peu marquée jusqu'à un rétablissement presque complet.

Les auteurs qui font quelques réserves sur la netteté de la convalescence qui précède la rechute, s'expriment en termes peu précis.

Ainsi Guyard dit : « Au dire de certains auteurs le malade serait moins gai, moins éveillé; son appétit moins vif, sa langue moins nette, son facies moins bon; ce sont là évidemment des signes trop vagues pour qu'on puisse leur attribuer une importance réelle. »

Assez souvent, pour Gueneau de Mussy, dans la période intercalaire, le malade éprouve des malaises ou de légers troubles digestifs qui indiquent que l'organisme n'a pas complètement retrouvé son équilibre anormal.

M. Tripier est beaucoup plus affirmatif; pour lui, jamais la convalescence n'est complète dans la période intercalaire, le malade n'est jamais guéri, il a toujours des lésions. Cette fausse convalescence se reconnaît à plusieurs signes dont le plus important est la température anormale; parmi les autres, citons : la persistance de la fréquence du pouls, des troubles des voies digestives (langue non complètement dépouillée, diarrhée et constipation, etc.) de la pâleur de la face; tous ces signes étant marqués à divers degrés suivant les cas, comme il ressort de nos observations.

Etat de la langue. — Jamais la langue n'est complètement dépouillée, ce fait a été bien évident et remarqué un très grand nombre de fois par M. Tripier.

Teint du malade. — Souvent pendant la période intercalaire le malade conserve un teint blafard, d'une pâleur plombée, qui lui donne un facies spécial difficile à décrire en détail et qui pourtant est assez caractéristique. C'est grâce à ce signe que M. Tripier a pu prévoir la rechute dans les observations XIII, XXVI, XVII, XLIV, VIII.

Enfin, il est un signe qui n'est signalé par aucun

autour et qui a une importance réelle : il s'agit de l'appétit. Toutes les fois qu'un malade présente une faim qui n'est pas en rapport avec l'état de sa langue et de sa température, il faut se méfier de la rechute, elle est probable. Cela se voit surtout quand la température oscille entre 38° et 38°5 et que le malade se trouve à la fin du deuxième ou du troisième septennaire. Ce contraste entre l'appétit du malade, d'une part, et sa température et l'état de sa langue, d'autre part, a fait prédire la rechute dans les observations IV, XXI, XXV, XXVII, c'est-à-dire dans tous les cas où il nous a été donné de l'observer. M. Tripier constate le fait sans en donner d'explication.

Les auteurs qui ont parlé de la durée de la période intercalaire ont donné des chiffres extrêmement différents les uns des autres. Ainsi, pour Michel, elle serait de seize à trente jours ; pour Guyard, de huit à dix ; pour Murchison de trois à vingt-cinq ; Hutinel, pour résumer les opinions précitées, dit qu'en moyenne la durée est de huit à douze jours, elle peut cependant n'être que de quarante-huit heures et atteindre quelquefois vingt ou trente jours. M. Jaccoud, sur quarante-sept cas, a observé trente-trois fois une période de moins de onze jours, une fois une période de trente-huit jours et enfin une dernière de quarante jours. Le tracé qu'il publie nous montre une apyrexie relative de un jour et fait dire à l'auteur que l'intervalle apyrétique peut être nul, la rechute subintrante. Disons tout de suite que cette période de quarante jours nous paraît un peu suspecte, on a peut-être (le tracé n'est pas publié), eu affaire là à plusieurs rechutes successives, légères, qui ont passé inaperçues. M. Jaccoud tire de sa statistique deux conclusions : la première, pratique, c'est que après dix jours de période intercalaire on peut considérer le malade comme étant à l'abri de la rechute ; la deuxième, théorique, regarde la pathogénie de la rechute, nous y reviendrons quand nous traiterons la nature de la rechute.

Faisons observer, avant de donner nos chiffres, que si les avis sont partagés, cela tient assurément à ce que chaque auteur a sa manière spéciale de compter la durée de la période intercalaire ; faut-il en effet compter du jour où la température baisse ou du jour où les deux températures, du matin et du soir, sont au-dessous de 38° ? Pour établir notre statistique, nous avons commencé à compter la période intercalaire du jour où une température au moins est inférieure à 38°. Cette manière de voir nous a donné :

4 fois 1 jour ; 4 fois 2 jours ; 5 fois 4 jours ;
3 fois 5 jours ; 4 fois 6 jours ; 3 fois 8 jours ;
2 fois 10 jours ; 3 fois 11 jours ; 2 fois 14 jours ;
1 fois 16 jours ; et une moyenne de 6 jours ; chiffre bien moins élevé que celui qui est donné par les auteurs.

DE LA RECHUTE

La rechute, disent la plupart des auteurs, est annoncée en même temps par l'ascension de la température et par l'apparition des autres symptômes typhoïdes. Après avoir donné l'énumération rapide des symptômes que peut présenter la rechute, Hutinel dit : « en un mot, la plupart des symptômes de la première phase s'observent de nouveau avec une intensité variable. »

Comme symptômes prémonitoires, Griesinger parle des frissons, Guyard des vomissements; dans aucune de nos observations cette particularité n'a été signalée.

Nous allons d'abord analyser les principaux symptômes relatés dans chacune de nos observations, à propos de la rechute.

Diarrhée et constipation. — Dans les vingt-trois de nos observations, où les symptômes abdominaux ont été notés pendant la rechute, nous trouvons :

Dans six (VIII, XII, XX, XXI, XXV, XXXII), la constipation de la fièvre et de la période intercalaire a continué pendant la rechute ; cette constipation a été très opiniâtre dans les observations X et XII.

Dans quatre (III, V, XXIII, XXVII), la constipation de la fièvre a fait place pendant la rechute à une diarrhée légère.

Dans six (II, IX, XVII, XXIV, XXVI, XXVIII, XXXI), il y a eu diarrhée pendant la fièvre et constipation pendant la rechute; dans l'observation XXIV, seule, la diarrhée fut intense pendant la fièvre.

Dans quatre observations enfin (IV, XXVI, XXIX, XXX), la diarrhée a persisté durant toute la période de la maladie ; légère dans la première et la dernière, intense dans les deux autres.

Bien peu de nos faits concordent donc avec cette notion, généralement admise, qu'il y a diarrhée pendant la fièvre, constipation pendant l'apyrexie et diarrhée de nouveau pendant la rechute. En outre, si avec les dix faits dans lesquels il y a eu constipation ou diarrhée, aussi bien pendant la fièvre que pendant la rechute, on peut dire que la rechute offre la même forme que la fièvre; on peut, avec les treize autres faits, estimer qu'il y a de nombreux cas dans lesquels les choses se passent tout différemment; en d'autres termes, on peut avoir une rechute à forme abdominale, sans que la fièvre ait présenté cette forme, et réciproquement. Nos trente-deux faits ne renferment aucun cas d'hémorrhagie intestinale, pas plus dans la fièvre que dans la rechute.

M. Tripier vient d'en observer en ville un cas intéressant; en voici l'observation résumée que nous a donnée notre ami, M. le Dr Imbert.

Un jeune homme de vingt ans eut une fièvre typhoïde d'intensité moyenne, pour laquelle il fut baigné; cette fièvre évolua sans incident, le malade entra en fausse convalescence, et profitant d'une absence que son médecin fit en ce moment, commit diverses imprudences; les symptômes manif tes d'une rechute se montrèrent après une période intercalaire. d'environ douze jours, les bains furent donnés de nouveau, et au onzième jour de la rechute, survint une hémorrhagie intestinale abondante, qui se renouvela le lendemain; le malade mourut au treizième jour. Hutinel parle d'un fait semblable.

Albuminurie. — Les auteurs n'en font guère mention. Les urines de treize de nos malades ont été examinées à ce point de vue pendant toute la durée de la maladie. Une seule fois (obs. IV), avec des températures peu élevées, l'albumine a manqué tout le le temps, une seule fois aussi (XXVII), l'albumine a été notée dans l'urine pendant la fièvre et pendant la rechute, elle avait disparu pendant la première période intercalaire.

Dans les observations XX, XXIII, XVII, XXIX, l'albumine a manqué pendant la fièvre et s'est montrée pendant la rechute; et cependant dans la dernière observation, la fièvre a été plus intense et de plus longue durée dans le premier cycle fébrile que dans le deuxième. Les faits sont peu nombreux, nous ne concluons pas.

Taches rosées. — Griesinger, parlant de la roséole typhique en général, dit : « La roséole typhique apparaît le plus souvent vers le neuvième ou le dixième jour; les taches se développent peu à peu dans l'espace de quelques jours; jamais l'exanthème ne se montre avant le sixième jour, et quant au cas où l'éruption aurait apparu la quatrième semaine, je les considère d'une manière certaine comme une éruption de récidive, alors que la première a passé inaperçue. Ces éruptions nouvelles, survenues à une époque ultérieure, accompagnent souvent, mais non toujours, une récidive du processus général et une nouvelle infiltration dans la muqueuse intestinale. »

Les taches rosées, dit Hutinel, manquent rarement dans la rechute, et se montrent assez rapidement ; en général, c'est du quatrième au sixième jour, ou au septième, pour Murchison.

M. Jaccoud, sur cinquante-quatre cas de rechute, ne les a observées que quinze fois, onze fois sur quinze l'éruption a devancé l'époque ordinaire de son développement dans les premières atteintes de la maladie. En général, dit cet auteur, l'éruption de la rechute est moins abondante que celle de la première atteinte, sa présence ou son absence paraissent sans influence sur les allures et la durée de la rechute.

Les taches ont manqué, comme nous l'avons vu plus haut, sept fois sur vingt-neuf, pendant la fièvre, c'est-à-dire un peu moins souvent que dans la fièvre typhoïde en général.

Elles ont été étudiées pendant la rechute dans dix-huit de nos observations. Neuf fois les taches se sont montrées pendant la fièvre et pendant la rechute, avec la même confluence ; trois fois il n'y a pas eu de taches pendant toute la durée de la maladie ; deux fois les taches, qui ne s'étaient pas montrées pendant la fièvre, ont apparu pendant les rechutes (XX, XXX), (non admis par Griesinger) ; quatre fois les taches ont manqué pendant les rechutes, après s'être montrées en assez grand nombre pendant la fièvre.

Dans ces cas, la date d'apparition des taches a varié dans des limites assez étendues ; ainsi elles se sont montrées le premier jour dans l'observation XXIX, le deuxième jour dans l'observation VIII, et le quatorzième jour seulement dans l'observation XXVI.

Trois fois, pendant la fièvre, des poussées assez abondantes de taches ont coïncidé, fait signalé par Griesinger, avec des abaissements de température; aucun fait de ce genre n'a été observé dans les rechutes.

Epistaxis. — La proportion des cas dans lesquels l'épistaxis a manqué dans les prodromes de la maladie ne diffère pas de celle que les auteurs donne pour la fièvre typhoïde en général. Dans l'observation XXVII, les épistaxis qui avaient fait défaut au début ont apparu au septième et au dixième jour de la rechute.

Symptômes thoraciques. — Dans les observations X, III, XXVII, ces symptômes furent signalés pendant la fièvre et manquèrent pendant la rechute. A ces faits, nous pouvons opposer celui de l'observation XXIX, dans laquelle, après avoir vu pendant la fièvre des symptômes thoraciques bien accusés, on ne retrouva plus que quelques râles pendant la rechute.

Symptômes nerveux. — Les observations IX et XXIX nous offrent des exemples de fièvre avec symptômes nerveux bien accusés. Dans les deux cas, ces symptômes se sont montrés de nouveau pendant la rechute.

On voit donc qu'en résumant ces données symptomatologiques, on arrive à des conclusions différentes de celles des auteurs qui disent que la rechute présente, en général, la même physionomie clinique que la fièvre, et qu'on retrouve dans la rechute la prédominance des mêmes manifestations observées pendant la fièvre. Tuckwel, du reste, avait déjà combattu cette opinion.

La thèse de Guyard et celle de Labbé contiennent chacune un fait de rechute thermique de quinze jours de durée, sans symptômes typhiques et sans complications; les faits de ce genre paraissent rares et ne présentent avec ceux que Wunderlich a signalés, que bien peu d'analogie. En effet, souvent, dit l'auteur allemand, dans les cas graves, sans motifs appréciables, surviennent des accès fébriles qui ne se révèlent que par l'élévation de la température, mais ces rechutes, peu graves, ne durent que de un à trois jours. Nous n'avons aucun fait semblable à rapprocher, même dans les trois de nos cas où la durée de la rechute a été de moins de cinq jours, la réapparition des symptômes typhiques, quoique peu accusée, a été cependant manifeste.

Température. — Le thermomètre donne encore à ce moment de la maladie les plus précieux renseignements : la température, dit Wunderlich, peut annoncer les recrudescences, les rechutes et les troubles de la convalescence, avec autant de rapidité que d'exactitude.

M. Hutinel décrit quatre modes d'élévation de la température, sa classification est basée sur la rapidité avec laquelle le maximum thermique est atteint ; cette rapidité étant un élément de pronostic pour la durée de la rechute, nous y reviendrons.

Le maximum thermique, dans la statistique de M. Jaccoud, a été atteint trente-quatre fois aux trois premiers jours, onze fois avant le sixième.

Dans nos observations, le maximum thermique a été atteint :

1 fois le 1er jour. — (Obs. IX.)
10 fois le 3e jour. — (Obs. IV, VI, XIII, XIV, XV, XXIX,
XXIV, XXVII, XXX.)
9 fois le 2e jour. — (Obs. I, II, VIII, XI, XII, XVI,
XXII, XXVI, XXXI.)
2 fois le 4e jour. — (Obs. X, XXVIII.)
4 fois le 5e jour. — (Obs. III, XVII, XIX, XXI.)
3 fois le 6e jour. — (Obs. V, VII, XXIII.)
1 fois le 12e jour. — (Obs. XXV.)

Ce qui nous donne une moyenne comprise entre trois et quatre jours, chiffre que donne à peu près tous les auteurs.

La marche de la température dans la rechute peut-être beaucoup plus régulière que dans la première atteinte, dit M. Jaccoud, en outre, souvent on observe des températures inverses. Le professeur de Paris dit qu'il n'en donne pas d'explication, qu'il considère le fait comme une anomalie thermique. Un très petit nombre de nos tracés offrent cette particularité.

Meunier considère à la courbe trois périodes: 1° une période d'ascension durant de un à trois jours ; 2° une période d'état, de trois à douze jours; 3° une période de défervescence lente, de cinq à sept jours, ou rapide, de quarante-huit heures.

D'après nos tracés, la forme générale de la

courbe de la rechute diffère presque suivant chaque cas; les irrégularités thermiques sont peut-être encore plus fréquentes que dans la première fièvre. Quelquefois elle offre une ressemblance complète avec la courbe de la première fièvre, avec de grandes oscillations ou sans celles-ci; d'autrefois, on trouve dans toute son étendue des abaissements de durée et d'intensité variables donnant à la courbe une irrégularité frappante; ces dépressions (dont le plus bel exemple est celui du trente et unième jour du tracé XXIII) se font brusquement et ne peuvent par cette raison être considérées comme des tentatives de rechute; ce ne sont que des accidents passagers et que nous avons déjà signalés. A ces chutes brusques de la température s'ajoutent parfois de véritables ondulations, qui viennent compliquer encore la forme du tracé et lui donner un aspect si bizarre, qu'on se refuserait presque à admettre une rechute sur le simple examen du tracé; le tracé XXII en est un bel exemple; il faut dans ce cas, pour avoir l'idée d'une rechute, considérer la courbe dans son ensemble et avec une certaine attention. Ce sont dans les cas analogues à celui-ci où l'on acquiert la certitude de la rechute, bien plus par la vue du malade lui-même et l'observation méthodique et journalière des symptômes qu'il présente, que par l'examen brutal du tracé. Il est des observations où celui qui a vu le malade chaque jour s'est rendu manifestement compte de la rechute et où le tracé ne donne de celle-ci qu'une vague idée, c'est que, dans ces cas, pendant la période intercalaire, l'amendement des symptômes typhiques a été plus accusé relativement que l'abaissement de la température. Quand l'abaissement de la température est bien marqué, la rechute est toujours plus évidente; car, toujours dans ces cas (quand l'abaissement dure un certain temps), elle a été précédée d'une amélioration notoire.

Le plus souvent, ainsi que nous l'avons vu, la température atteint son point le plus élevé assez rapidement; la descente dure en général plus longtemps; dans certains cas, cependant, elle se fait assez vite; le tracé II offre un exemple dans lequel la température mit deux jours à monter et trois à descendre.

Dans d'autres cas, plus rares, la déferveseence se fait brusquement, comme dans le tracé VII, de Wunderlich, et nos tracés XI et XXXII. Remarquons que dans ces trois cas, les seuls que nous ayons pu recueillir, la durée de la rechute a été peu longue : une fois de deux jours et deux fois de quatre jours; faudrait-il voir là un mode de terminaison spécial aux rechutes de courte durée? Ces défervescences brusques ont été signalées dans les fièvres typhoïdes bénignes. M. Jaccoud en a cité des exemples dans des fièvres de moyenne intensité.

En général, la descente se fait assez rapidement, c'est-à-dire comme dans les fièvres bénignes, de quinze à vingt jours de durée. Au point de vue de la terminaison, il y a entre la fièvre bénigne et celle de la rechute une analogie évidente.

La courbe de la dothiénentérie offre souvent, à

sa dernière période, de grandes oscillations ; si celles-ci manquent dans beaucoup de nos tracés, c'est que presque tous nos malades ont été baignés et qu'un des plus sûrs effets du bain froid est la suppression de ces grandes oscillations.

A ce propos, un fait qui ressort de l'examen de nos tracés, est le suivant : quand, dans une fièvre à rechutes, on observe, pendant une période intercalaire, de grandes oscillations, on peut affirmer que si le malade a une rechute, cette rechute sera la dernière. Ainsi, dans le tracé xx, les grandes oscillations avaient fait défaut pendant la première période intercalaire, elles se sont montrées pendant la deuxième ; dans le tracé xvii, elles avaient manqué pendant les deux premières périodes intercalaires, il faut arriver à la troisième pour les y trouver. Si une fièvre typhoïde à rechutes ou non ne pouvait pas se terminer sans grandes oscillations (ce qui est fréquent avec les bains), nous serions autorisés à dire qu'il ne faut pas se hâter de proclamer la guérison avant d'avoir vu se produire cette modalité thermométrique.

Quant au type de rechute à grandes oscillations, dont parle Hutinel, et qui serait constitué toute la durée de la rechute par de grandes oscillations (1), nous ne l'avons pas observé ; cependant les tracés xii et xxxi offrent quelque peu ce caractère. Comme les malades n'ont pas été baignés, nous pourrions supposer que si nous n'avons pas observé ce

(1) C'était sur ces tracés que se basait C. Paul, pour édifier sa manière de comprendre la rechute et la distinguer de la récidive.

type à grandes oscillations, il ne faut en accuser que le traitement. L'effet du bain sur la suppression de ces grandes oscillations est aussi nette pendant la rechute que pendant la fièvre, quand on baigne les malades. Ainsi, les courbes des rechutes dans les observations VI, XXV, XXIX, n'ont point de grandes oscillations ; la courbe du tracé XX en offre quelques-unes au commencement et à la fin de la deuxième rechute, avant la reprise des bains et après leur cessation.

Quelle est la durée de la rechute?

M. Jaccoud l'a trouvée sur cinquante-quatre cas : sept fois de sept jours; dix fois de huit à dix jours; vingt-deux fois de onze à quinze jours; dix fois de seize à vingt et un jours; cinq fois enfin de vingt-deux à vingt-huit. La durée a été d'autant plus courte que le maximum thermique a été plus précoce, quel que soit le chiffre de ce maximum.

Avec nos observations nous avons trouvé :

1	fois,	une	rechute	de	2 jours.
2	—	—	—	—	4 —
4	—	—	—	—	7 —
3	—	—	—	—	10 —
6	—	—	—	—	16 —
2	—	—	—	—	15 —
3	—	—	—	—	17 —
3	—	—	—	—	19 —
6	—	—	—	—	21 —

Deux et vingt-deux, tels sont les chiffres extrêmes ; la moyenne nous donne quatorze jours. D'autre part, un simple coup d'œil sur le tableau précédent suffit à montrer que la rechute a le plus souvent duré sept, quatorze ou vingt et un jours, c'est-à-dire qu'on reconnaît là encore, comme pour la fièvre, une tendance à l'évolution par septenaire.

Nous n'avons trouvé aucun rapport évident entre la durée de la rechute et la brusquerie de l'ascension de la température. Ainsi, dans les cas où la température a atteint le premier jour son maximum d'élévation, la durée de la rechute a été de vingt-deux jours ; de douze à treize jours, quand ce maximum a été atteint le deuxième jour ; de quatorze, quand il a été atteint le troisième jour ; de dix pour le quatrième jour ; enfin, de vingt-deux pour le douzième jour. Donc, si nous voulions tirer une conclusion, nous nous trouverions en contradiction flagrante avec M. Jaccoud ; disons tout au moins que la règle que cet auteur a établie souffre de nombreuses exceptions.

Quarante-deux fois sur quarante-quatre, dit M. Jaccoud, la durée de la rechute a été inférieure à celle de la première manifestation. Les rechutes les plus longues ont correspondu à des formes longues ; enfin, dans vingt-cinq cas le maximum thermique de la rechute a été égal ou supérieur à celui de la première atteinte ; vingt-deux fois il a été inférieur.

D'après nos tracés, nous n'avons trouvé aucun rapport entre les durées respectives de la rechute et de la fièvre ; cependant la durée de la rechute semble être moins longue que celle de la fièvre ; mais à cette règle il y a de nombreuses exceptions, et tantôt la partie principale de la maladie précède la période intercalaire, tantôt elle la suit.

Quand il y a deux ou trois rechutes, les dernières ont en général une durée moindre que la première; le cortège symptomatique est aussi moins imposant. Ainsi, sur les neuf de nos observations où il y a eu deux rechutes, la durée de la deuxième rechute a été : deux fois de quatre jours (obs. V, XIX); trois fois de sept jours (obs. XII, XIII, XXVII); une fois de douze jours (obs. XVI); deux fois de quatorze jours (obs. IX, XVII); une fois de vingt jours (obs. XX). En prenant la moyenne, nous obtenons dix jours, mais en défalquant le chiffre vingt, qui est une durée tout à fait exceptionnelle, la durée moyenne se trouve abaissée à huit jours. En conséquence, la durée de la deuxième rechute serait en moyenne deux fois moindre que celle de la première; en outre, il y a là encore une tendance à l'évolution par septenaire; le plus grand nombre des cas ayant duré sept et quatorze jours.

Les auteurs ne donnant aucun détail sur les rechutes multiples et les différentes périodes des tracés qui s'y rapportent, nous sommes réduits à nos seules observations.

L'apyrexie qui sépare les deux rechutes, dont nous avons déjà parlé à propos de la période intercalaire, a duré un jour dans l'observation XII, trois jours dans les observations V, IX, XIX, XXVII; six jours dans les observations XIII, XVII; onze jours dans l'observation XX; vingt jours dans l'observation XVI. La moyenne nous donne six jours, c'est-à-dire un chiffre semblable à celui qui représente la durée de la première période intercalaire.

Nous n'avons trouvé aucun rapport entre la durée des deux périodes intercalaires ; avec une première période courte, on peut avoir une deuxième période de longue durée (obs. XVI), et réciproquement.

En comparant la durée et l'intensité des rechutes successives, nous sommes arrivés aux résultats suivants : la température a été plus élevée et plus soutenue, tantôt pendant la première fièvre, tantôt pendant la première rechute, tantôt enfin pendant la deuxième. D'après la valeur des périodes de hautes températures, nos observations se classeraient ainsi :

Première rechute, deuxième rechute, première atteinte ; voilà l'ordre dans lequel se placent les périodes de hautes températures dans les observations IX, XII. Pour les observations V, XIX, XXXII, l'ordre serait : première atteinte, première rechute, deuxième rechute. Pour les observations XIII, XX, XXVII, première rechute, première atteinte, deuxième rechute ; enfin, pour l'observation XVI, ce serait : première atteinte, deuxième rechute, première rechute.

Pour la deuxième rechute comme pour la première, la ligne d'ascension de la température peut être plus ou moins brusque. Le maximum thermique a été atteint une fois le premier jour, trois fois le deuxième, trois fois le troisième, une fois le quatrième, une fois le septième. La moyenne est de trois jours. La courbe, en outre, semble offrir moins d'irrégularité que celle de la première rechute. Toutefois, nous ne pouvons donner là encore de forme générale de la courbe.

L'observation XVII est la seule dans laquelle nous ayons observé trois rechutes. Ce tracé offre les particularités suivantes : les quatre périodes de haute température qu'il offre se placent dans l'ordre suivant : deuxième rechute, première rechute, première atteinte, troisième rechute, relativement au maximum thermique ; la durée a été sensiblement la même pour les trois rechutes ; des trois périodes intercalaires, la deuxième seule a offert une apyrexie absolue presque continue. Nous avons fait en temps et lieu la remarque relative aux grandes oscillations.

M. Jaccoud dit qu'il n'a jamais observé plus d'une rechute. Par contre, Irvine et M. Hallopeau ont publié chacun un fait de quatre rechutes ; à ce propos, le pathologiste anglais dit : « Ce fait que les rechutes peuvent se répéter sous une forme atténuée, rend compte de ces cas dans lesquels on voit la fièvre traîner en longueur et se prolonger au delà des limites habituelles. »

Ceci nous amène à dire quelques mots sur la durée de la maladie. La plus longue durée observée jusqu'à ce jour dans la fièvre typhoïde a été de deux cents jours (Hallopeau). Comme Griesinger a vu de véritables processus dothiénentériques évoluer en huit ou dix jours, on est forcé d'admettre que la durée de la maladie est comprise dans des limites très étendues.

Sur les trente et un de nos cas qui se sont terminés favorablement, nous trouvons :

Trois cas d'une durée inférieure à trente jours ; treize cas d'une durée de trente à quarante jours ; six cas d'une durée de quarante à soixante jours ; cinq cas d'une durée de soixante à soixante-dix jours ; un cas enfin (XX) d'une durée de quatre-vingt-cinq jours ; un autre (XVI) d'une durée de quatre-vingt-onze jours, et enfin un dernier (XVII) qui atteint le chiffre de quatre-vingt-dix-sept jours. La moyenne est de quarante-huit jours. Remarquons toutefois que les trois derniers cas seuls élèvent le chiffre de la moyenne de cinq jours, et que si on les retranche, comme faits tout à fait exceptionnels, on arrive à assigner comme durée moyenne à la fièvre à rechutes quarante-trois jours.

CHAPITRE IV

ANATOMIE PATHOLOGIQUE

Voilà encore un point sur lequel les avis sont bien partagés.

Nous allons d'abord donner les opinions diverses qui ont été émises sur les lésions trouvées aux autopsies, donner un résumé des rares autopsies publiées dans les différents mémoires, et nous comparerons ensuite à ces résultats ceux que nous avons obtenus dans les trois autopsies dont nous donnerons la relation.

Thierfelder aurait vu, à côté d'ulcérations en voie de cicatrisation, des plaques en état d'infiltration récente. Pour Murchison, qui a fait la même observation, les lésions récentes sont moins nombreuses que les anciennes, parceque les glandes qui avaient échappé à la première atteinte sont en nombre restreint. Pour M. Jaccoud, qui est du même avis, la repétition symptomatique a pour base le dischronisme du processus anatomique.

Souvent, dit Griesinger, on trouve aux autopsies des plaques de Peyer à des degrés différents de développement, depuis la simple infiltration jusqu'à la suppuration ; ces différences tiennent non pas à une rapidité inégale d'évolution, mais à un début inégal du processus dans les glandes elles-mêmes. Quand on a affaire à des récidives, on trouve, à côté d'ulcères en voie de cicatrisation ou complètement guéris, une infiltration glandulaire tout à fait récente, tantôt limitée, tantôt étendue, tantôt molle, tantôt dure ; il se peut aussi que ce processus de rechute occupe uniquement le gros intestin exempt d'altération auparavant. Trousseau nie la reproduction des lésions intestinales. Coppi (*Progrès médical*, 1877) publia une autopsie où, à côté et entre des plaques opalines, qui étaient des plaques cicatrisées, existaient des plaques ulcérées recouvertes encore de parties mortifiées, non éliminées ; le colon présentait en outre des ulcérations de nature indéterminée.

L'autopsie la plus complète est celle que M. Cornil publia en 1872. Elle est ainsi résumée : Cerveau non examiné ; dégénérescence graisseuse du foie, des reins et du cœur ; tuberculisation pulmonaire ; nombreuses plaques de Peyer toutes ardoisées, en voie de cicatrisation. A propos de cette autopsie eut lieu à la Société médicale des hôpitaux une discussion intéressante : M. Cornil soutint que les cicatrices des plaques remontaient aux premiers accidents fébriles et n'avaient pas été modifiées sensiblement par la rechute ; les plaques présentaient des lésions de la même époque ; le tissu qui les constitue est organisé, assez résistant, les ganglions lymphatiques sont petits, les ganglions voisins du cæcum sont ardoisés et durs, la rate n'est pas hypertrophiée ; comment peut-on concevoir que les lésions des plaques de Peyer se soient développées à nouveau dans la rechute, alors que la couche muqueuse et les glandes qui en sont le point de départ étaient détruites par les ulcérations de la fièvre initiale. Chauffard fit remarquer que probablement la mort devait être attribuée à une tuberculose ayant évolué dans le cours de la convalescence de la fièvre typhoïde, qu'il n'y avait pas eu de rechute. Tous les symptômes observés chez le malade pouvaient en effet se rapporter à une tuberculose aiguë, sauf les taches rosées ; mais Griesinger, dans son livre, signale les taches rosées dans la tuberculose aiguë.

La thèse de Perrin contient la relation d'une autopsie provenant du service de M. Villemin, du Val de Grâce ; elle se rapporte à un malade qui eut une rechute au bout de cinq mois. — Une simple remarque : dans ce cas avait-on affaire à une récidive ou à une rechute ? — Les lésions intestinales sont seules relatées ; les voici : au-dessus de la valvule on voyait deux ulcérations récentes recouvertes encore de matière typhique grisâtre et adhérente ; plus haut, dans l'intestin grêle, des ulcérations à bords saillants, se continuant cependant avec le tissu de nouvelle formation qui tapisse le fond déprimé et blanchâtre de ces plaques ; entre ces ulcérations, on voyait de petites cicatrices arrondies qui paraissaient correspondre aux follicules clos et qui se rapportaient à une phase avancée de la cicatrisation.

Guyard émet une idée qui se rapproche de celle que nous développerons tout à l'heure : le processus anatomique, dit-il, ne paraît consister que dans le retard apporté à la cicatrisation des plaques déjà malades.

Meunier s'étend longuement sur les lésions. Pour lui, la lésion anatomique de la rechute peut être constituée tantôt par l'inflammation des follicules intacts au premier tour, tantôt par une sorte de reprise des lésions, tantôt enfin par la réunion de ces deux ordres de lésions. Les lésions portent surtout sur les follicules clos qui sont relativement plus malades, c'est-à-dire plus gonflés, plus durs que les plaques nouvellement prises et siègent plutôt au-dessus qu'au niveau des premières lésions. Quand il y a deux rechutes (comme dans l'autopsie de Maurice Raynaud), on trouve trois sortes de lésions. Cette thèse renferme la relation d'une autopsie provenant du service de Mesnet ; la rechute débuta après dix jours de convalescence, la mort eut lieu par collapsus. Là encore on ne parle que des lésions intestinales. « Dans les deux derniers mètres de l'intestin grêle, des follicules clos paraissent atteints d'infiltration récente ; près de la valvule on trouve des plaques ulcérées en voie de réparation ; plus haut, on voit des plaques dures, un peu épaissies, à surface bleuâtre, qui semblent être des follicules agminés, dans lesquels l'inflammation s'est terminée par régression. »

Nous ne connaissons pas d'autres autopsies publiées en détail dans les mémoires originaux.

Voici les trois que nous avons pu recueillir :

Autopsie de l'observation VII.

Poumons. — Exsudats fibrino-purulents du côté gauche, épanchement purulent dans la plèvre droite.

La partie supérieure du lobe supérieur du poumon gauche renferme un petit abcès du volume d'un grain de blé ; le lobe inférieur du même poumon est parsemé dans toute son étendue de petits abcès ; ceux-ci sont si abondants à la base qu'elle est transformée en nappe purulente cloisonnée. Le poumon droit présente plusieurs abcès de même nature, plus volumineux. A la partie moyenne du lobe supérieur, on trouve un petit foyer sous-pleural de gangrène pulmonaire dont le centre seul est ramolli.

Rate. — Rouge, ferme, très volumineuse, pas d'abcès.

Cœur. — Normal.

Reins. — Gros, congestionnés.

Intestin. — Dans le dernier mètre d'intestin grêle, les plaques de Peyer sont : les unes en voie de cicatrisation, les autres encore ulcérées, d'autres, enfin, présentant une coloration ardoisée ; les plus petites ne présentent aucun relief à la périphérie, leur centre est pâle, leur contour coloré.

Cette malade n'a pas été baignée, elle a refusé énergiquement le traitement par les bains. On pourrait douter, par le simple examen du tracé, de l'existence de la rechute ; cependant celle-ci a été bien évidente ; arrivée au vingt-troisième jour, la température baissa notablement, les symptômes s'amendèrent sensiblement et nous crûmes à une terminaison favorable prochaine; l'ascension de la température se fit brusquement le vingt-quatrième jour et la malade succomba le trente-neuvième.

Autopsie de l'observation XVIII.

Cerveau. — Méninges plus résistantes que d'habitude, pas d'exsudat; sur quelques points, notamment au niveau de la protubérance, elles offrent un certain degré d'opalescence; pas d'hydropisie ventriculaire; rien aux coupes de Pitres.

Reins, cœur, foie. — Rien de particulier.

Rate. — Très petite, 50 grammes.

Poumons. — Point de liquide dans les plèvres; point d'adhérence, atélectasie de la base du poumon droit et du lobe moyen du poumon gauche.

Intestin. — L'intestin grêle présente dans sa dernière portion, à partir de 1 mètre environ de la valvule, des plaques ulcérées, arrondies ou ovalaires, plutôt transversales que longitudinales. Au niveau de la valvule, les plaques sont plus profondes, plus taillées à pic, à bords plus déchiquetés qu'ailleurs; deux plaques se trouvent au même niveau sur les deux faces, de sorte qu'en ce point la valvule est perforée. L'appendice iléo-cæcal présente une ulcération assez étendue; quelques plaques ulcérées dans le cæcum; rien dans le gros intestin. Pas de ganglions mésentériques. Dans la portion du mésentère correspondant aux plus grandes ulcérations, on trouve un petit ganglion suppuré.

Autopsie de l'observation XXXIII.

Nous n'avons eu sous les yeux que l'intestin.

A l'ouverture de la cavité abdominale, on reconnait immédiatement une péritonite purulente; en décolant les anses intestinales, sans les dérouler, on s'aperçoit qu'il y a une perforation. On enlève tout l'intestin avec soin, on l'incise dans toute sa longueur suivant le bord mésentérique et l'on constate : quatre perforations, disposées deux par deux, situées à 50 et 60 centimètres de la valvule, ayant chacune environ l'étendue d'une pièce de 0,20 centimes. Tout à fait au-dessus de la valvule, grande plaque ardoisée, complètement cicatrisée ; à 80 centimètres au-dessus de la valvule, deux autres plaques présentant le même aspect. Enfin, à 25 centimètres de la valvule, on trouve une ulcération de la largeur d'une pièce de 50 centimes, complètement détergée, dont le fond, assez lisse, est formé par la tunique musculaire; cette ulcération est presque taillée à pic, ses bords sont déchiquetés.

Dans nos trois autopsies, nous n'avons donc pas rencontré, à côté de plaques entièrement cicatrisées, soit des plaques avec infiltration récente, soit des ulcérations munies encore de leur eschare, comme le fait a été observé dans certaines autopsies relatées par les auteurs. Les lésions que nous avons trouvées n'étaient pas toutes du même aspect, mais les différences qu'elles présentaient n'étaient pas très grandes; de plus, nous n'avons pas trouvé de lésions dont l'aspect permettait de dire qu'elles avaient pris naissance au moment de la rechute. En outre, M. Tripier affirme que, dans les autopsies des malades qui succombent après une fièvre prolongée, sans rechutes d'aucune espèce, on trouve les mêmes lésions ; c'est-à-dire qu'à côté de plaques complètement cicatrisées, on en trouve qui offrent une série d'aspects tant soit peu variables, mais correspondant seulement à une époque avancée de leur évolution ; dans des cas semblables, on peut trouver en même temps des follicules isolés ou agminés, tuméfiés, sans qu'il soit permis de dire que ce sont des lésions en régression, ou le premier stade d'une lésion qui doit évoluer plus tard, car on peut en trouver à toutes les périodes de la maladie, sans qu'il y ait de rechutes.

On peut expliquer les différences observées dans les lésions, aussi bien par une inégale rapidité de leur évolution que par un envahissement successif des glandes.

C'est en se fondant, d'une part, sur l'absence, dans les cas de rechute, de lésions nouvelles en rapport par leur aspect avec l'époque et la durée de la rechute et la présence de lésions anciennes, et, d'autre part, sur l'analogie des lésions trouvées dans les autopsies de fièvres prolongées et de fièvres à rechutes, que M. Tripier émet l'opinion qu'au moment de la rechute il ne se fait pas de poussées nouvelles dans la muqueuse intestinale.

Les lésions ulcéreuses de l'intestin du typhique persistent bien plus longtemps qu'on ne le dit ; à l'existence de ces lésions sont liées intimément la plupart des accidents thermiques qu'on observe à une période avancée de la fièvre, et qu'on a toujours trop de tendance à rapporter à une complication quelconque ; tant que la température n'est pas *absolument normale*, que le malade ait eu des symptômes abdominaux plus ou moins prononcés, on peut affirmer que les lésions ulcéreuses ne sont pas complètement guéries ; c'est à la lenteur de cette cicatrisation qu'il faut attribuer les accidents thermiques de la convalescence, tels que la *febris carnis* de certains auteurs ; c'est par elle qu'il faut expliquer la longue période qui s'écoule parfois entre le moment où le malade devient apyrétique, et celui où son organisme a retrouvé complètement son équilibre ; c'est elle qui nous donne l'explication de l'état de fausse convalescence de la période intercalaire, qui se traduit par les différents signes que nous avons énumérés, et dont le principal est l'irrégularité de la courbe thermométrique.

L'importance de l'opinion que nous venons d'émettre sera mise en évidence au chapitre du traitement.

CHAPITRE V

PRONOSTIC

La rechute, dit Griesinger, est un accident désagréable, mais non toujours aussi dangereux qu'on pourrait l'admettre *à priori*. Wunderlich exprime la même idée : « les fièvres à rechutes ont une marche le plus souvent favorable. » Guyard, Baummler, Maclagan, ont eu quarante-deux guérisons sur quarante-deux cas; Murchison a observé sept décès sur cinquante-trois cas; Maurice Raynaud estime la mortalité à 8 à 10 %. Sur cinq cents autopsies de fièvre typhoïde, quinze fois les malades avaient présenté des rechutes (Bull). La mort, dit Hutinel, quand elle survient, est presque toujours le fait d'une complication.

Sur nos trente-deux cas, nous avons eu deux décès. Des deux malades qui ont succombé, un seul avait été soigné, il est mort de complication; le seul qui soit mort de l'intensité du processus typhique de la rechute n'a pas été baigné. Aussi, M. Tripier n'hésite-t-il pas à dire que jamais les malades baignés régulièrement dès le début ne meurent de l'intensité de la fièvre ; ces malades, chez qui les lésions intestinales n'ont jamais disparu, meurent de complications, dont les plus à redouter sont celles qui se rattachent aux lésions intestinales elles-mêmes (hémorrhagie, perforation, péritonite), les complications pulmonaires (broncho-pneumonie, gangrène pulmonaire, avec ou sans épanchement purulent), qui ont, bien plus probablement, pour point de départ les eschares cutanées qu'on trouve si souvent dans les cas de fièvre prolongée, que les lésions intestinales. La fièvre typhoïde à rechute serait donc pour nous une des formes les plus bénignes de la fièvre typhoïde.

Toutes les complications peuvent se rencontrer dans les rechutes, disent les auteurs ; nous venons de citer les complications mortelles, citons celles qui n'ont été dans nos observations que des incidents dans la rechute. Un de nos malades a présenté un œdème douloureux des membres inférieurs ; un autre, un épanchement pleurétique qui ne tarda pas à se résoudre ; un troisième, une hydarthrose du genou, sans gravité et de peu de durée ; un quatrième enfin, un érysipèle de la face et du cuir chevelu.

CHAPITRE VI

TRAITEMENT

Nous avons à peine besoin de dire que nous n'admettons qu'un seul traitement rationnel de la fièvre typhoïde : le bain froid appliqué suivant la formule générale de Brand.

Mais en cas de rechutes, faut-il baigner le malade? Brand et M. Cayla répondent oui, toujours MM. Tripier et Bouveret font quelques réserves ; voici ce que disent nos maîtres à ce sujet (1) : « La règle qu'on peut suivre dans le traitement des rechutes est la suivante : si la première atteinte fébrile a été régulièrement traitée dès le début, et que la rechute ne soit pas accompagnée de symptômes inquiétants, on peut ne pas employer l'eau froide, bien que cependant une nouvelle série de bains froids n'ait pas de réels inconvénients. Si la fièvre présente cependant une certaine intensité, il est bon de donner deux ou trois bains tièdes, dans la soirée, au moment de la principale exacerbation fébrile. Enfin, si la fièvre reparaît avec les allures

(1) *La fièvre typhoïde traitée par les bains froids*. Lyon, 1886.

d'une fièvre d'invasion ou s'accompagne de symptômes nerveux graves, il faut d'emblée recourir à la formule générale de Brand. » C'est en se conformant à cette manière de faire que quatre seulement de nos malades ont été baignés pendant la rechute.

Nous avons dit précédemment que, pour nous, dans la période intercalaire, il y avait toujours des lésions intestinales, la preuve nous en a été donnée par l'aspect des lésions qu'on trouve à l'autopsie quand les sujets succombent à une complication ou à une rechute. Cette notion dictera évidemment la conduite à tenir au point de vue du traitement dans la période intercalaire. Peut-il y avoir à ce moment un traitement préventif de la rechute, nous ne le pensons pas ; car un certain nombre de nos malades, chez lesquels, au moyen des signes que nous avons indiqués plus haut, on pouvait prévoir la rechute, ont été l'objet d'une surveillance très active et continuelle ; la rechute s'est produite quand même. Puisque, comme nous l'avons dit, tant qu'un typhique n'a pas une température normale et régulière, que toutes ses fonctions ne sont pas complètement rétablies, il a encore des lésions intestinales, il faut songer à la possibilité d'une rechute ; on devra, par une hygiène bien entendue (séjour continuel au lit, repos intellectuel, alimentation exclusivement liquide), essayer de le mettre à l'abri des causes occasionnelles d'une rechute, ou tout au moins faire que si, malgré toutes les précautions, elle vient à se produire, elle n'ait que le moins de prise possible sur le malade et ne s'accompagne pas de complication.

CHAPITRE VII

NATURE DE LA RECHUTE

La pathogénie de la rechute a préoccupé tous les auteurs que nous avons cités dans le cours de ce travail.

Faut-il voir dans la fièvre à rechute deux infections successives, ou une seule infection se jugeant en deux temps? Tel est le point sur lequel ont porté de nombreuses discussions.

Lorain ne voyait dans la rechute que l'évolution successive de deux fièvres typhoïdes accolées l'une à l'autre.

C. Paul partageait cet avis, ajoutant, cependant, que si la rechute est, en général, moins longue que la fièvre, c'est qu'elle n'est constituée que par une partie de fièvre typhoïde (le fastigium manque; on ne trouve que la reproduction thermique de la période de déclin).

Bergeron, Hérard, Dumontpallier, Hervieux, qui réfutèrent cette opinion, en 1869, à la Société médicale des hôpitaux, combattirent avec des arguments divers l'idée d'une deuxième infection.

« Les convalescents placés dans un milieu nosocomial peuvent reprendre la même maladie qu'ils viennent de faire, disait Hervieux, mais comment ne pas admettre que l'immunité évidente dont jouit un sujet après plusieurs années n'est pas plus évidente encore quand un sujet est encore en puissance d'une première infection. »

Ce à quoi Humbert répondait : « Dans les jours qui précèdent la rechute, l'intestin renferme des substances septiques, celles-ci peuvent être absorbées et devenir la source d'un empoisonnement secondaire. »

Maclagan avait déjà avancé l'opinion que les glandes saines étaient inoculées par les eschares qui se détachent des premières qui ont été atteintes ; comme preuve, l'auteur disait que les rechutes n'existent que quand il y a eu constipation pendant la convalescence.

Maurice Raynaud développa, en 1877, une théorie nouvelle et originale ; pour lui, il n'y avait pas de rechutes dans la fièvre typhoïde, il y avait des fièvres à rechutes ; ces dernières constituaient une entité morbide, une maladie spéciale ayant, avec la fièvre typhoïde ordinaire, les mêmes analogies, les mêmes liens de parenté que le *relapsing fever* d'Henderson, ou fièvre récurrente de Griesinger a avec le typhus exanthématique. Dans la fièvre à rechute, comme dans la fièvre récurrente, ajoutait-il, il semble que l'économie ne puisse se débarrasser en une seule fois du miasme qui l'infecte et que, pour parler le langage hippocratique, elle exige deux coctions successives pour rentrer en possession de son équilibre physiologique.

Trousseau, partisan de l'unité de l'infection, avait déjà dit : « Il semblerait que le virus typhique n'ait pas épuisé toute son action, et que l'économie ne puisse s'en débarrasser qu'après des efforts répétés. » M. Gueneau de Mussy exprime la même idée sous une autre forme : « Dans bien des cas, la guérison apparente, qui a précédé la rechute, n'était ni complète ni confirmée, soit que l'agent infectieux qui provoque l'évolution dothiénentérique n'ait pas été entièrement éliminé, soit qu'il n'ait pas produit dans l'organisme cette modification profonde qui empêche une deuxième imprégnation. »

Se fondant sur ce que la durée moyenne de l'apyrexie est de dix jours, que celle de l'incubation de la fièvre typhoïde est de douze à quatorze, M. Jaccoud rejette l'idée d'une deuxième infection ; pourquoi, en effet, l'incubation serait-elle plus courte dans un organisme envahi et modifié par une première infection, et par ce fait doit offrir une résistance plus grande à l'acclimatement du poison mobile (1) ?

Nous nous rangeons évidemment du côté de ceux qui n'admettent qu'une seule infection, sans pouvoir dire si le processus infectieux procède par poussées

(1) Nous ne croyons pas devoir parler des différents bacilli de la fièvre typhoïde décrits par les Allemands, tels que Klebs, Eberth et d'autres, le caractère spécifique de ces agents n'est pas prouvé ; il faut attendre de nouvelles recherches.

successives ou s'il présente une modalité particulière suivant la résistance de chaque individu. Nous sommes beaucoup plus affirmatifs pour nous opposer à l'idée de deux fièvres successives en rapport avec des lésions successives de l'intestin, et à voir dans l'évolution symptomatique de la rechute la traduction d'une nouvelle poussée de lésions intestinales; car nous avons vu qu'on ne pouvait pas admettre jusqu'ici, d'après les faits observés de lésions correspondant aux rechutes, et que d'autre part il y avait toujours des lésions anciennes ayant existé par conséquent pendant la période intercalaire et qui ont évolué comme dans les formes à longue durée. Nous avons vu en outre que lesdites lésions et leur mode d'évolution sont parfaitement en rapport avec l'état de persistance des phénomènes pathologiques aux différentes périodes qui constituent la rechute et que nous avons surtout cherché à mettre en relief dans ce travail.

OBSERVATIONS

Observation I

A. M..., vingt-trois ans, domestique, 4e Femmes, n° 43. — Entrée le 23 septembre 1881.

Début, il y a huit jours, par de la rachialgie et de la céphalalgie. La malade qui a souvent des épistaxis depuis de nombreuses années, n'en a pas eu ces jours passés. Diarrhée depuis cinq jours, météorisme abdominal, pression douloureuse dans les deux fosses iliaques. Taches rosées en petit nombre. Examen du poumon négatif. P = 180.

24 septembre. — Urine non albumineuse.

25. — Un vomissement.

26. — Quelques râles sonores des deux côtés. Nouvelles taches rosées.

20 octobre. — Etat général excellent.

26. — On donne à manger de la viande.

Observation II

A. J..., dix-neuf ans, garçon de café, salle Saint-Charles, n° 51. — Entré le 23 juillet 1870.

Début, il y a huit jours, par des douleurs vagues et de la

céphalée. Diarrhée depuis cinq jours. Pas d'épistaxis. Etat actuel : somnolence, pesanteur de tête; ballonnement du ventre, gargouillement, peu de diarrhée. Pas de taches rosées. Langue sèche. Rien aux poumons.

24 juillet. — Plus de diarrhée.

25. — Constipation.

1er août. — Frissons toute la journée, hier, pas de diarrhée; gargouillement dans la fosse iliaque droite. Température très élevée.

3. — Langue saburrale, constipation.

Observation III

M. B..., vingt-quatre ans, ménagère, 4e Femmes, n° 130. — Entrée le 13 octobre 1881.

Début il y a huit jours par de la courbature, de la rachialgie, des bourdonnements d'oreille, de la céphalalgie, tous symptômes qui persistent aujourd'hui. Plusieurs épistaxis depuis cinq jours. Constipation. Actuellement quelques taches rosées; ventre un peu ballonné, douloureux à la pression dans la fosse iliaque droite; pas de diarrhée. Un peu du subdelirium la nuit. Facies vultueux. Langue rôtie, fuliginosités des lèvres. Quelques râles muqueux en arrière, pas de toux.

22 octobre — La température normale, depuis six jours, s'est élevée hier soir à 38°6 (sans qu'on ait donné à manger à la malade). Pendant ces cinq derniers jours, la malade a eu un peu de diarrhée, le ventre est toujours un peu météorisé.

25. — Malgré l'élévation de la température, l'état général est bon.

27. — Depuis hier, plusieurs taches rosées. P = 88. La langue est bonne, plus de diarrhée. L'examen du poumon est négatif.

Observation IV

F. P., dix-neuf ans, journalière, 4e Femmes, n° 130. — Entrée le 23 septembre 1881.

Début il y a neuf jours par de la céphalée, de la rachialgie et des frissons. Pas d'épistaxis. Depuis trois jours, douleurs abdominales avec diarrhée. Etat actuel, ventre peu ballonné, douleur légère à la pression au niveau de la fosse iliaque droite. Quelques taches rosées, quelques râles sonores aux deux bases, toux fréquente. Pas d'albumine dans l'urine.

25 septembre. — Etat général bon. La température baisse.

30. — Demande à manger avec insistance.

6 octobre. — Pas d'albumine dans l'urine.

8. — Coliques pendant les bains, la diarrhée a bien diminué.

12. — Température presque normale.

Observation V.

E. B..., vingt-cinq ans, 4e Femmes, n° 157. —Entrée le 27 septembre 1881.

Début, il y a dix jours, par céphalalgie, rachialgie et frissons. Constipation pendant les huit premiers jours; pas d'épistaxis.

Etat actuel : météorisme abdominal, douleur à la pression dans la fosse iliaque droite, gargouillements; quelques taches rosées récentes. Céphalalgie, insomnie, anorexie; soif vive. Quelques râles muqueux aux deux bases. Rien au cœur, pas d'albumine dans l'urine.

13 octobre. — Rechute. Nouvelle éruption de taches rosées; un peu de diarrhée.

28. — Depuis hier, érysipèle de la face.

1er novembre. — L'érysipèle a envahi le cuir chevelu.

Observation VI

F. L..., trente ans, concierge, 1re Femmes, no 120. — Entrée le 24 octobre 1881.

Son mari est actuellement atteint de fièvre typhoïde.

Elle est enceinte de cinq mois.

Début, il y a huit jours, par de la céphalalgie et des bourdonnements d'oreille; diarrhée légère depuis cette époque; épistaxis ce matin.

Actuellement, la pression est douloureuse dans les deux fosses iliaques. Pas de taches rosées. Rien à signaler aux poumons; pas d'expectoration. Urines albumineuses.

31 novembre. — Etat général excellent; quelques taches rosées qui commencent à pâlir.

Observation VII

D. J..., vingt-six ans, cultivateur, salle Sainte-Jeanne, no 21. — Entré le 1er janvier 1884, décédé le 6 mars 1884.

Entre dans le service pour une paralysie faciale périphérique *à frigore* remontant à six semaines environ. Dans le lit voisin se trouvait un typhique.

24 janvier. — Depuis quatre jours, céphalalgie.

25. — Epistaxis hier; langue saburrale, rouge à la pointe.

26. — Selles diarrhéiques. Epistaxis. Rien à noter du côté de la poitrine.

27. — Diarrhée; gargouillement; ballonnements du ventre. P = 100. Trois taches rosées.

29. — Nouvelles taches rosées. Angine; rougeur intense du pharynx, douleurs très vives. Rien aux poumons. Albumine dans les urines.

31. — Etat typhoïde très accentué; un peu de subdélirium. Peu de diarrhée.

2 février. — Le malade ne supporte plus ni les potages ni le chocolat, qui lui donnent immédiatement une selle; par contre, il supporte très bien le café au lait. Petit abcès de la région interfessière.

16. — Depuis huit jours, le malade semblait entrer en convalescence. Il éprouva, hier, une vive émotion (on lui vola sa montre). Aujourd'hui, la fièvre a reparu. Un peu de gargouillements. Ni météorisme, ni taches rosées.

22. — Température élevée, état général grave. On redonne les bains.

25. — N'a pu prendre des bains hier soir; au moment d'y aller, a pris une syncope. Suppression des bains.

1er mars. — Diminution notable de la température, faiblesse extrême. L'examen du poumon ne donne que des râles humides, fins, aux deux bases. Rien au cœur.

6. — Affaiblissement progressif; grande oscillation de la température. Mort à 11 heures. (Voir l'autopsie au chapitre de l'anatomie pathologique.)

Observation VIII

S... J., vingt ans, salle Sainte-Jeanne. — Entré le 23 juillet 1884.

Début, il y a six jours, par un malaise général, de la céphalalgie, de la diarrhée; pas d'épistaxis.

État actuel : Nombreuses taches noires, stupeur typhique assez prononcée; sueurs abondantes; peu de météorisme abdominal; douleurs dans les deux fossés iliaques. P = 80.

26 juillet. — Peau du nez rouge luisant. Pas de diarrhée.

31. — Un peu d'albumine dans l'urine. Quelques taches rosées nouvelles.

20 août. — Amélioration de l'état général.

25. — Facies terreux. Plus d'albumine dans l'urine.

2 septembre. — Peu d'albumine. Taches rosées nouvelles. Pas de diarrhée ; pas de météorisme.

11. — Facies toujours terreux.

18. — Se plaint, ce matin, de douleurs dans la fosse iliaque droite avec irradiations vers la cuisse, qui est fléchie ; les mouvements provoqués de l'articulation sont douloureux.

25. — Etend bien la cuisse, l'articulation est devenue libre.

26. — Mange de la viande.

Observation IX

V... J., dix-neuf ans, veloutier, Sainte-Jeanne, salle n° 15. — Entré le 14 juillet 1882.

Alcoolisme avoué.

Garde le lit depuis le 8 juillet ; se sentait déjà mal en train depuis une huitaine de jours.

Renseignements manquent de précision, le malade ne répond pas toujours aux questions qu'on lui pose. Il aurait eu de la diarrhée pendant quelques jours ainsi que des épistaxis.

Etat actuel : Prostration ; état typhoïde très marqué. Langue sèche, rôtie, fuliginosités. Peau chaude, sèche. Ventre météorisé, douloureux à la pression, surtout au niveau de la fosse iliaque droite. Diarrhée. Pouls = 108. R = 40. Sur tout le corps, hémorrhagies punctiformes, offrant l'aspect de taches noirâtres d'étendue variable, ne disparaissant pas sous la pression du doigt. Quelques taches rosées sur l'abdomen. Rien au cœur. Râles muqueux disséminés dans toute la poitrine.

15 juillet. — L'état général s'est aggravé ; nouvelles taches rosées. Respiration très obscure aux deux bases. P = 100, dicrote, très dépressible. R = 40. Trépidation plantaire assez marquée à droite ; pas de trépidation rotulienne manifeste. Diminution des réflexes cutanés ; réflexe rotulien

peu marqué. Quand il parle, il bredouille ; tremblement des lèvres.

Soir : On commence les bains à 6 heures. Délire ; état général très grave.

16. — Répond mieux aux questions qu'on lui pose. P = 104. Diarrhée ; moins de météorisme. Sur le ventre, les pétéchies signalées le premier jour sont tellement nombreuses qu'on distingue difficilement les taches rosées, celles-ci ne sont bien apparentes qu'au niveau du thorax et de l'épigastre. Incontinence d'urine.

17. — Epistaxis cette nuit. Nombreuses taches rosées nouvelles. Respiration obscure aux deux bases, vingt-quatre par minute. P = 104. Plus assoupi qu'hier. L'urine contient une proportion d'albumine.

18. — Moins d'albumine qu'hier.

19. — Amélioration ; moins affaissé que les jours précédents. Transpire un peu ; dégoût des potages.

20. — On remplace les potages par du chocolat. Continue à transpirer. Diarrhée.

24. — Trois selles diarrhéiques depuis hier, dont une dans le bain. P = 104.

25. — Les pétéchies ont un peu diminué.

27. — Quelques taches rosées, pâles sur le thorax.

29. — Ne peut prendre que des liquides ; un grain de semoule lui donne des nausées. Toujours diarrhée

30. — Râles muqueux aux deux bases, surtout à gauche. Pas d'albumine dans l'urine.

31. — Les pétéchies ont disparu ; tousse un peu. Plus de diarrhée.

5 août. — Rechute depuis deux jours. Les pétéchies n'ont pas reparu. Lavement toutes les trois heures, pas de selle en dehors des lavements.

6. — Pas d'albumine dans l'urine.

7. — Ventre déprimé, pas de diarrhée. Pas de taches rosées nouvelles.

8. — Pas de taches rosées nouvelles. Etat général meilleur.

9. — Écoulement purulent par l'oreille gauche.

14. — État relativement bon ; intelligence intacte ; a toujours de la peine à s'alimenter, ne supporte plus que le chocolat à l'eau.

15. — Un peu d'œdème de la partie interne des cuisses.

16. — Ne va pas à la selle en dehors des lavements.

17. — Persistance de l'écoulement par l'oreille.

18. — Se plaint de douleurs vagues dans le thorax ; l'auscultation ne donne rien à signaler ; expectoration bien aérée.

19. — On donne du blanc de poulet sans pain. Le malade tousse péniblement.

20. — Épistaxis. Se plaint moins des points de côté.

21. — Les crachats ont de la tendance à devenir purulents. A la base gauche, submatité, obscurité du murmure et nombreux râles muqueux.

29. — État général stationnaire. Élévation de la température. Pas de diarrhée ni de taches rosées.

31. — Pas d'albumine dans l'urine. Pas de taches. Tousse un peu. Mêmes signes stéthoscopiques. Somnolence.

4 septembre. — Délire un peu.

6. — État de maigreur excessif. Selles moulées. Délire.

10. — Délire toujours ; tousse beaucoup. Au-dessous de l'angle inférieur de l'omoplate gauche on trouve : suppression des vibrations, diminution du murmure, souffle léger aux deux temps de la respiration avec modification de la voix. Au-dessus, râles muqueux sans souffle. Tout à fait à la partie déclive, obscurité de la respiration, sans souffle.

12. — Bruits du cœur normaux. Le souffle s'entend jusqu'à l'épine de l'omoplate ; en même temps on perçoit de gros râles.

14. — Rejette les aliments solides après les avoir un peu mâchés. Délire constant, tranquille ; il désigne les objets qu'on lui montre.

15. — Affaissement considérable.

17. — Urine au lit.

20. — Extrémités froides.

22. — S'alimente un peu mieux.

23. — Le malade se salit à plaisir, il est gâteux.

27. — Toujours gâteux ; délire moins bruyant ; mange mieux.

12 octobre. — Toujours gâteux.

10. — Persistance du souffle à la base gauche.

2 novembre. — L'état général s'améliore beaucoup, appétit excellent. Délire toujours un peu, ne sait pas où il est.

11. — Se lève un peu ; toujours obnubilation intellectuelle, mais moins gâteux.

20. — Peut lire depuis une huitaine de jours.

7 décembre. — A beaucoup engraissé. Etat général excellent, n'est pas gâteux, mais paresseux.

15. — Part pour Longchêne, toujours peureux et un peu obnubilé.

Observation X

R. M..., vingt-quatre ans, domestique, 1re Femmes, n° 10. — Entrée le 3 janvier 1880.

Il y a un mois, eut une affection fébrile de quelques jours, caractérisée par des frissons, de l'inappétence, de quelques vomissements. Rétablie au bout de huit jours, elle reprit ses occupations pendant quinze jours. A ce moment, c'est-à-dire il y a huit jours, début de l'affection actuelle par de la céphalalgie et de l'insomnie ; le troisième jour, épistaxis, le quatrième, diarrhée intense qu'elle a gardée depuis.

Etat actuel : stupeur typhique ; délire nocturne, tranquille depuis deux jours. Langue rôtie, face pâle, fuliginosités sur les lèvres. Huit ou dix selles liquides et fétides par jour ; Rate de volume normal ; météorisme abdominal ; quelques taches rosées, récentes. P dicrote = 120. R = 35. Râles humides, fins, aux deux bases ; nombreux râles muqueux dans le reste de la poitrine.

5 janvier. — Moins de dyspnée. Abaissement très marqué après chaque bain.

6. — Deux selles diarrhéiques seulement par vingt-quatre heures.

7. — Taches rosées ont disparu. P = 104

10. — Langue humide, non dépouillée; plus de râle dans la poitrine. P = 92.

26. — Rechute légère.

1er février. — Température baisse petit à petit; rien dans la poitrine.

Observation XI

D. T..., terrassier, vingt-sept ans, salle Sainte-Jeanne, n° 19. — Entré le 2 avril 1886.

S'est alité le 21 mars, se plaignant d'un grand mal de tête; depuis il a déliré la nuit, il n'a eu ni épistaxis, ni diarrhée.

Etat actuel: sommolence bien marquée, répond à peine aux questions qu'on lui pose. Langue rôtie, soif vive, pas de diarrhée, épistaxis au matin; quelques taches rosées. Pression douloureuse dans la fosse iliaque droite. P dicrote = 88. Pas de râles dans la poitrine. Léger nuage albumineux dans l'urine.

5. — Amélioration de l'état général.

23. — Rechute. TRM = 39°0.

Observation XII

M. L..., dix-sept ans, employé, salle Sainte-Jeanne, n° 21. — Entré le 27 mai 1886.

Début de l'affection actuelle, le 1er mai, par de la rachialgie de l'affaiblissement général et progressif; épistaxis et vomissements à plusieurs reprises.

Etat actuel : constipation, langue un peu rouge à la pointe; pas de fuliginosités. Abattement, sans céphalalgie ni délire. Météorisme abdominal; pression douloureuse dans la fosse iliaque droite. Les taches rosées avaient été abondantes, il y a huit jours, actuellement il n'en existe qu'une seule. Pas de râles dans la poitrine. Mictions fréquentes depuis deux jours (blennorrhagie il y a un an).

29. — Urines contenant beaucoup de globules blancs, ni cylindre ni éléments épithéliaux ; pas de goutte purulente au méat.

20 juin. — Sort guéri.

Observation XIII

C... P., treize ans, salle Sainte-Jeanne, n° 4. — Entré le 13 août 1884.

Début, il y a onze jours, par des douleurs abdominales, de la rachialgie et de la céphalalgie, pas d'épistaxis ; diarrhée depuis huit jours. Etat actuel : un peu d'abattement, météorisme abdominal, douleur à la pression et gargouillement dans la fosse iliaque droite, très nombreuses taches rosées, langue sèche. Respiration très obscure partout, nombreux râles muqueux dans toute la hauteur des deux poumons, expectoration muqueuse. Pas d'albumine dans l'urine.

30 août. — Depuis deux jours, douleur dans le genou gauche, hydrothrose. P = 100 ; Bruits du cœur normaux, teint pâle, blafard.

11 septembre. — Un peu d'hydarthrose, plus de douleurs : quelques râles muqueux, sonores, crachats muco-purulents.

16. — Articulation complètement libre.

Observation XIV

L... M., vingt-trois ans, domestique, 1re Femmes, n° 133. — Entrée le 31 mars 1883.

Début, il y a quinze jours environ, tient le lit depuis trois jours. Actuellement : langue humide, pas de méthéorisme abdominal, pression douloureuse dans les deux fosses iliaqués, diarrhée modérée depuis huit jours. Deux taches rosées, plusieurs épistaxis il y a quelques jours. Insomnie, pas de troubles intellectuels. Obscurité du murmure aux deux bases, pas de râles. P = 100 ; faux pas toutes les sept ou huit pulsations.

1er avril. — P = 100 ; plus de faux pas. Rien dans la poitrine.

2. — Pas d'augmentation de volume de la rate, point douloureux sous le sein droit. Rien à l'auscultation. Pas d'albumine dans l'urine, pas de diarrhée P = 92.

4. — Constipation. Nouvelles taches rosées.

5. — Petite ulcération au niveau d'une dent de sagesse. Constipation, lavement de quinine.

6. — Se plaint d'une douleur dans l'épaule gauche.

7. — Nouvelles taches rosées.

9. — Nouvelles taches rosées. Disparition de la douleur de l'épaule. Constipation.

11. — P = 84.

13 — P = 104. Syncope dans le bain, suppression des bains. Tuméfaction douloureuse du corps thyroïde.

15. — Même état de la thyroïde, déglutition douloureuse. P = 92.

16. — Les lavements de quinine sont les seuls capables de provoquer des selles.

21. — Disparition de la tuméfaction thyroïdienne.

26. — Langue un peu blanche. P = 100. Se plaint toujours, de temps en temps, de sa douleur de l'épaule.

30. — Selles régulières.

2 mai. — Se lève depuis hier, mange de bon appétit. P = 88. Langue normale.

Observation XV

G... J., seize ans, peintre, salle Sainte-Jeanne, n° 19. — Entré le 10 septembre 1884.

Début, il y a huit jours, par de la céphalalgie et de la diarrhée, pas d'épistaxis.

Etat actuel : légère prostration ; céphalalgie ; pas de délire, couvert de taches rosées, ventre assez souple ; il a toujours de la diarrhée. Rien à noter au cœur. Aux poumons, quelques râles muqueux disséminés.

25 septembre. — Le malade va mieux.

29. — Un peu d'élévation de la température.

Observation XVI

L... J., vingt ans, cuisinière, 4e Femmes, nº 20. — Entrée le 16 septembre 1884.

Début vers le 7 septembre, par de la céphalalgie, des étourdissements et des épitaxis ; diarrhée depuis six jours.

Etat actuel : diarrhée interne, céphalalgie, abdomen fortement météorisé, très douloureux à la moindre pression. Nombreuses taches rosées. Rien au cœur. Nombreux râles muqueux aux deux bases ; toux fréquente, pas d'expectoration. P = 132.

17. — Augmentation du météorisme ; rétention d'urine, on sonde la malade et l'on retire environ 1 litre d'urine. Un peu de subdélirium. P = 120.

18. — Ventre moins douloureux. P = 126. Rétention d'urine.

19. — Emission spontanée d'urine ; celle-ci contient du pus en notable quantité.

20. — Six selles diarrhéiques depuis vingt-quatre heures ; selles fétides, liquides. P = 132. R = 40.

21. — Petite ulcération de la lèvre supérieure. Encore beaucoup de taches rosées. Râles sonores, avec obscurité du murmure en arrière P = 128. R = 44. Un peu de subdélirium. Ouïe un peu affaiblie ; odorat conservé.

22. — Diarrhée abondante. P = 132.

23. — P = 124. Météorisme toujours bien marqué.

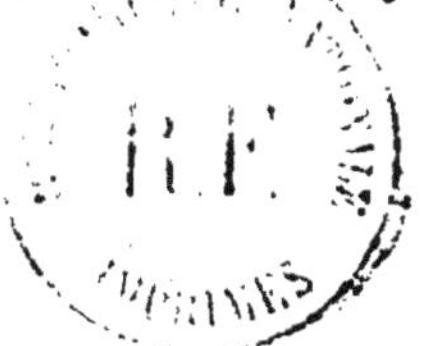

24. — Beaucoup de taches rosées. Ventre n'est plus guère douloureux. Petite éraillure sur le pilier gauche antérieur. L'ulcération de la lèvre supérieure est presque guérie. Les râles sonores sont toujours très abondants. P = 124.

26. — Petite eschare à l'épaule droite, en arrière. Douleurs spontanées en dehors des mictions, au-dessus du pubis. Délire nocturne. P = 124.

27. — L'urine renferme toujours du pus et un peu d'albumine.

29. — Pression douloureuse au-dessus du pubis. Petite eschare superficielle à la fesse droite ; deux petits abcès furonculeux à l'épaule droite. N'a de selles que lorsqu'on donne un lavement, les selles sont toujours diarrhéiques. Ventre souple. Quelques taches rosées. Tousse souvent, expectore des mucosités épaisses. Beaucoup de râles muqueux aux deux bases. On supprime les bains.

30. — Amélioration de l'état général malgré l'élévation de la température produite par la suppression des bains. P = 124.

19 octobre. — Pas de taches rosées.

25. — Un peu d'œdème des jambes.

30. — L'œdème a augmenté. Pression douloureuse sur le trajet des gros vaisseaux de la jambe et de la cuisse. P = 128 faible. Les battements du cœur sont fréquents, réguliers, l'impulsion est faible. Pas d'albumine dans l'urine. Peu de diarrhée.

31. — P = 120. Pas de bruit anormal au cœur. Peu de météorisme.

7 novembre. — Les membres inférieurs sont œdématiés et douloureux le long du trajet des gros vaisseaux, surtout à gauche.

13. — L'œdème a bien diminué. Tousse moins, les râles sont moins abondants, on entend bien la respiration partout. Porte mieux la nuit.

16. — Presque plus d'expectoration.

20. — Disparition complète de l'œdème.

26. — Douleurs dans le membre supérieur gauche et la tête, depuis deux jours; les articulations ne sont ni gonflées, ni douloureuses. La température est de 39°5. Quatre selles diarrhéiques depuis hier. Ventre non douloureux, Pas de taches rosées. Examen du cœur et du poumon, négatif. La veille du jour où la malade a rechuté, elle s'était levée et avait senti qu'elle prenait froid. En l'examinant, elle prend une lipothymie.

27. — Perte de l'appétit, abattement. Rien à signaler aux poumons et au cœur. P = 112. Quatre selles cette nuit. Tendance aux lipothymies.

29. — Toujours diarrhée. Pas de taches rosées. Pas d'albumine.

1er décembre. — Tousse davantage, expectore un liquide séro-purulent. En arrière et sur les côtés, nombreux râles muqueux assez fins.

6. — Encore quelques gros râles muqueux en arrière.

13. — Il ne reste plus à signaler qu'un peu d'obscurité du murmure aux deux bases.

19. — Appétit excellent. Etat général satisfaisant. Un peu d'œdème péri-malléolaire. La malade se promène dans la salle.

Observation XVII

D... J., seize ans, 4e Femmes, n° 20. — Entrée le 3 mars 1886.

Début, il y a quinze jours, par de la céphalalgie; tient le lit depuis sept jours. Épistaxis répétés il y a cinq jours.

Etat actuel : diarrhée modérée; un peu de météorisme abdominal; douleur à la pression dans la fosse iliaque droite. Langue sèche. Une seule tache rosée. Urines non albumineuses. P = 112.

22 mars. — Facies blafard. Élévation de la température. Pas de taches.

26. — Pas de taches rosées. Léger nuage d'albumine. Pas de diarrhée.

9 avril. — Langue non dépouillée.

25. — La malade est en pleine rechute pour la deuxième fois. Point de taches rosées.

Observation XVIII

G... M., trente-neuf ans, domestique, 1re Femmes, n° 40. — Entrée le 9 octobre 1884, décédée le 2 novembre 1884.

S'est mise au lit il y a huit jours, mais depuis quinze jours elle éprouve une grande lassitude et un mal de tête violent. Ni épistaxis, ni diarrhée. La température axillaire, prise il y a huit jours par le médecin qui la soignait chez elle, a été de 38° à 38°5.

État actuel ; ventre souple, douloureux à la pression dans les deux fosses iliaques. Rate doublée de volume. Pas de taches rosées. Langue rôtie. L'examen du poumon est négatif.

31 octobre. — Depuis plusieurs jours la malade vomissait tout ce qu'elle prenait et était très affaissée. Cette nuit, délire subit, cherchait à sortir de son lit. R = 68, P = 140.

Ce matin, elle est couchée sur le dos ; les avant-bras fléchis et les mains tenues élevées et agitées d'un mouvement rythmique. Ne parle ni spontanément ni quand on l'interroge. La bouche est entr'ouverte, mais ne tire pas la langue quand on le lui demande. Fuliginosités sur les lèvres. Respiration fréquente, irrégulière ; cherche à se découvrir. Ce n'est qu'avec difficulté qu'on arrive à étendre les membres ; aussitôt qu'on les lâche, la réflexion se reproduit. Trépidation plantaire plus marquée à droite qu'à gauche. Le réflexe rotulien existe des deux côtés, mais faiblement. Pas de contracture manifeste des muscles de la nuque. Sensibilité très obtuse partout. Ventre météorisé. Vomissements cette nuit. Pas de bruit anormal au cœur. La respiration s'entend mal partout surtout dans les parties déclives. La face est sans expression, ou plutôt elle exprime l'étonnement. Tout le tronc est couvert de sudamina. Beaucoup d'albumine dans l'urine.

1er novembre. — P = 110. R = 44. Les membres sont dans l'extension ; pas de trépidation plantaire. Répond mieux aux questions qu'on lui pose, tire la langue quand on le lui demande. Langue sèche, couverte de fuliginosités. Pas de vomissement depuis hier.

2. — Plusieurs personnes sont venues la voir, elle les a bien reconnues. Cette nuit, grande agitation, cherchait à se lever, parlait beaucoup ; ce matin, ne parle plus depuis 7 heures. Résolution musculaire complète des membres ; aucune résistance dans les membres inférieurs, un peu dans les membres supérieurs du côté de la flexion. Paupières fermées. Face sans expression. La respiration est assez calme, 50 par minute ; toutefois, toutes les trente ou quarante secondes, la respiration s'accélère, devient bruyante et oscille entre 60 et 64 ; pas de pause respiratoire. Au début de la période d'accélération, on constate des mouvements automatiques des membres et de la tête. On éprouve une certaine difficulté à entr'ouvrir les paupières ; les globes sont dirigés en haut et sont animés de mouvements automatiques restreints les portant de la ligne médiane un peu en dehors. Un peu de dilatation pupillaire quand la respiration s'accélère. Les extrémités sont froides, cyanosées. Le pouls n'est pas perçu à la radiale, on le sent bien à l'humérale, à la carotide et la fémorale = 92 à 98. Au cœur, bruits faibles; en auscultant avec grande attention, on trouve au moins 160 bruits systoliques suivis d'autant de bruits diastoliques ; le maximum des bruits se trouve dans les quatrième et cinquième espaces, près du sternum. En auscultant en même temps qu'on tient le pouls fémoral, on a la sensation de deux battements indépendants. Les piqûres de la peau provoquent de faibles réflexes. En pressant la malade de question, on finit par lui faire dire quelques paroles inintelligibles. Un peu de météorisme abdominal. Déglutition dificile. Depuis hier, abondantes

mictions involontaires. (Voir l'autopsie au chapitre de l'anatomie pathologique.)

Observation XIX

G... B., cultivateur, dix-huit ans, salle Sainte-Jeanne, n° 19. — Entré le 9 septembre 1881.

Début, il y a six jours, par de la céphalalgie et de la rachialgie. Epistaxis il y a trois jours ; diarrhée depuis deux jours.

Etat actuel : ventre souple, indolent. Pas de taches rosées, pas de râles dans la poitrine, rien au cœur.

10 septembre. — Une seule tache rosée. L'action des bains s'est déjà fait sentir ; état général meilleur.

12. — Un peu d'angine.

Observation XX

E... D., interne des hôpitaux, vingt-sept ans, 1886.

Début probable, le 14 janvier, par de la lassitude générale et une céphalalgie frontale intense. Se met au lit le 19 janvier ; on commence le traitement par les bains le 21 janvier. Pas d'épitaxis. Pendant toute la durée de la maladie, constipation opiniâtre ; n'a jamais eu de selles qu'après les lavements ; parmi ceux-ci, ceux qui paraissent avoir agi le plus efficacement, sont les lavements de quinine. Les taches rosées qui ont absolument fait défaut pendant le premier cycle fébrile ont apparu aux rechutes pendant les premiers jours.

Pendant la première rechute, le malade a présenté des symptômes d'une cystite intense du col.

Les urines ont présenté un léger nuage albumineux pendant la première fièvre et pendant la première rechute.

Jamais de toux, aucun râle dans la poitrine.

La résistance à la réfrigération a été marquée pendant les

deux premières séries de bains, souvent la température prise demi-heure après le bain a été supérieure à celles qui existaient immédiatement avant.

Pendant les deux périodes intercalaires, la langue ne s'est jamais dépouillée complètement, l'appétit n'a jamais été vif, le facies a toujours été blafard.

Observation XXI

M... J., dix-neuf ans, cordonnier, salle Sainte-Jeanne, n° 10. — Entré le 23 septembre 1878.

Début, il y a quatre jours, par frissons et douleurs vagues. Pas d'épistaxis.

Actuellement : pas d'état typhoïde marqué ; ventre souple, indolent, pas de diarrhée ; pas de taches rosées. Quelques râles ronflants.

26 septembre. — On commence les bains. Quelques taches depuis hier ; pas de diarrhée.

29. — Un peu d'albumine dans l'urine.

1er octobre. — Demande à manger ; état général bon.

3. — Plus d'albumine dans l'urine. Constipation.

9. — Elévation de la température ; langue sèche ; pas de diarrhée.

11. — Pas de taches rosées.

13. — Pas d'albumine dans l'urine ; pas de taches.

18. — Constipation ; état général bon.

27. — Ventre souple, selles normales.

Observation XXII

B... M.-E., quinze ans, salle Sainte-Jeanne, n° 1. — Entré le 23 septembre 1878.

Début il y a quinze jours par des frissons violents et de la céphalée, diarrhée au huitième jour.

État actuel : prostration assez accusée ; ventre peu ballonné, douloureux spontanément et à la pression dans toute la moitié droite ; pas de taches rosées. Toux fréquente, l'auscultation ne décèle que de nombreux râles sibilants.

Observation XXIII

C... P., vingt-deux ans, tisseuse, 4e Femmes, n° 17. — Entrée le 30 juillet 1885.

Début vers le 15 juillet par lassitude générale, anorexie et épistaxis répétés, sans céphalalgie. Actuellement P = 120. Rien au cœur ; ventre douloureux dans les deux fosses iliaques, sans diarrhée ; pas de taches rosées. Quelques gros râles muqueux aux deux bases ; pas d'albumine dans l'urine. Rate triplée de volume.

9 août. — Rechute.

10. — Douleur vive du côté gauche de l'abdomen. La pression est très douloureuse au niveau de la rate. Un peu de diarrhée.

17. — La rate toujours douloureuse, a encore augmenté de volume, elle descend jusqu'à l'ombilic. Albuminurie légère.

21. — Quelques irrégularités du pouls, qui est lent, = 56.

2 septembre. — Depuis hier faux besoins, selles glaireuses. La dysenterie a été peu intense et la malade sort complètement guérie le 24 septembre.

Observation XXIV (1)

A... G., vingt-quatre ans, chambre particulière n° 1 (H.-D.). — Entré le 19 août 1884, début le 15 août.

A l'entrée, P = 104. Ventre météorisé, selle diarrhéique rare, mais très fétide. Râles sonores disséminés dans la poitrine, abaissement après le bain, très faible.

(1) Tirée du livre de MM. Tripier et Bouveret.

20 août. — Plusieurs fois, température plus élevée après le bain qu'avant.

21. — Météorisme toujours prononcé, subdélirium pendant la nuit. P = 120. Selles abondantes, diarrhéiques, fétides. Urines albumineuses.

22. — Abaissements thermiques toujours peu prononcés. Diarrhée abondante et fétide; ventre météorisé. P = 104.

23. — Diarrhée diminue. P = 108.

24. — P = 108.

25. — Les maxima s'abaissent de plus en plus. P = 104. Météorisme persiste; gonflement œdémateux des mains.

26. — Pas de bains. P = 92. Taches rosées toujours absentes. Respiration obscure aux deux bases; quelques râles sibilants. Transpiration abondante. Face pâle. Plus d'albumine.

27. — Apyrexie le matin. P = 88. Selles encore abondantes et diarrhéiques.

28. — Apyrexie complète. P = 88. Ventre souple; selles abondantes. Etat général satisfaisant.

29. — P = 80. Langue un peu saburrale. Ventre non météorisé ; selles moulées. Polyurie, sans albuminurie.

30. — Bien qu'apyrétique, le malade n'a pas le vif appétit si habituel au début de la convalescence. La face est moins pâle.

31. — P = 80. Langue moins saburrale.

1er septembre. — P = 84. Disparition à peu près complète du gonflement des mains.

2. — Ventre tout à fait souple; selle normale.

3. — Langue toujours saburrale, l'appétit n'augmente pas. Sueur abondante. Eruption saburrale.

4. — P = 80. Langue saburrale.

5. — Même état.

6. — Un peu plus d'appétit, mange un peu de poulet. Langue toujours saburrale.

7. — Même état.

8. — Rechute : toux sèche; point de râles. Les symptômes abdominaux n'ont pas reparu.

9. — On redonne des bains; la fièvre semble résister à la réfrigération aussi bien que dans la première cycle. Selles normales. Sueur abondante. P = 120. Etat général satisfaisant.

10. — Quintes de toux fréquentes; auscultation négative. P = 128. Les taches rosées font absolument défaut.

11. — Maxima moins élevés; température plus élevée après qu'avant le bain. Ventre modérément météorisé. Langue saburrale. Ni gargouillements, ni douleur dans la fosse iliaque. Quelques vésicules d'herpès sur les lèvres. P = 124.

12. — P = 120. Les lavements provoquent des selles liquides, peu fétides.

13. — Température souvent plus élevée après le bain qu'avant; mais cette élévation ne dure pas. P = 124. Ventre souple. Pas de taches rosées.

14. — Les bains produisent toujours le même effet immédiat. P = 112. Amélioration évidente.

15. — Trois bains seulement, les derniers. P = 112. Langue rosée. L'appétit fait toujours défaut.

16. — P = 120. Sueurs abondantes. Quintes de toux sèches; pas de râles dans la poitrine.

17. — P = 104. Sueurs très abondantes.

18. — Défervescence continue. P = 100.

19. — Apyrexie complète.

10. — Etat très satisfaisant.

21. — Retour de l'appétit. Langue rosée.

Observation XXV

R. C..., vingt-huit ans, domestique, salle Sainte-Clotilde, n° 16. — Entrée le 4 juin 1884.

Début, il y a huit jours, par de la céphalée et de la courbature. Ni épistaxis, ni diarrhée. Tient le lit depuis hier seulement.

Etat actuel : anorexie, langue rouge, sèche, ventre souple,

indolent, gargouillement dans la fosse iliaque droite. Pas de taches rosées. Insomnie. Rien à l'examen des poumons.

5 juin. — Deux taches rosées sur l'abdomen. P = 92.

6. — Rien dans la poitrine. Trois nouvelles taches rosées. P = 82.

7. — P = 92. Langue toujours un peu sèche; deux nouvelles taches rosées. Envies de vomir après les bains.

9. — P = 84. Etat général bon. Deux selles par lavement.

12. — P = 92. Rien dans la poitrine. Sommeil calme.

14. — Quelques rales sibilants disséminés. P = 80. Vomissements glaireux pendant la nuit.

16. — Dans le creux poplité droit, on trouve une tumeur douloureuse de la grosseur d'un œuf, qui n'est autre qu'un paquet variqueux enflammé. On suspend les bains. P = 84.

18. — P = 80. Appétit; bon état général.

20. — L'inflammation locale diminue; demande à manger.

27. — L'inflammation variqueuse est guérie.

28. — Légère élévation de la température. P = 76.

30. — Rechute légère depuis six jours.

1er juillet. — Pas de taches nouvelles.

2. — Trois taches rosées.

3. — La température monte au-dessus de 39°. Lavements froids toutes les trois heures. Six taches rosées.

5. — Pas de diarrhée; rien aux poumons; langue sèche.

7. — Constipation; deux taches nouvelles.

8. — Constipation; huile de ricin.

10. — Plus de fièvre; selle normale.

17. — Appétit excellent. La malade se lève.

Observation XXVI

L... M., vingt-deux ans, tireuse d'or, 4e Femmes, n° 134. — Entrée le 8 septembre 1881.

Début, il y a vingt et un jours environ, par des douleurs à la nuque et aux lombes; depuis ce temps, céphalée continuelle, une selle diarrhéique chaque jour. Pas d'épistaxis.

Etat actuel : rachialgie, langue sèche, ventre ballonné, douloureux à la pression. Taches rosées nombreuses commençant à pâlir. Rien aux poumons. Urines faiblement albumineuses.

11 septembre. — Persistance de la diarrhée et du météorisme.

12. — Nouvelles taches rosées.

16. — Plus de diarrhée, plus de bains. Langue toujours non dépouillée.

20. — Pas d'albumine dans l'urine. Teint blafard.

26. — Mauvaise mine; rechute ce matin, on soupçonne depuis hier une alimentation intempestive.

2 octobre. — Pas d'albumine; pas de taches rosées.

6. — Amélioration évidente.

8. — Nouvelles taches; pas de diarrhée.

16. — On permet à la malade de manger. Guérison.

Observation XXVII

B... V., quinze ans, salle Sainte-Jeanne, n° 20. — Entré le 23 août 1882.

Depuis douze jours environ, anorexie et lassitude générale; tient le lit depuis deux jours seulement. Pas d'épistaxis; pas de diarrhée.

Etat actuel : lèvres fuligineuses, langue rôtie. Météorisme abdominal. Râle sonore dans toute la poitrine. Quelques taches rosées.

3 septembre. — Nouvelles taches rosées. Un peu d'albumine dans l'urine, qui a une réaction alcaline.

6. — Epistaxis.

11. — Selles diarrhéiques. Faim canine.

18. — Nouvelles taches rosées.

20. — Pas de météorisme.

21. — Nouvelles taches rosées.

22. — Epistaxis. Un peu de délire. Persistance de la diarrhée.

23. — Albumine dans l'urine. Taches rosées abondantes.

25. — Fuliginosités sur les lèvres. Taches très confluentes. Epistaxis. Diarrhée.

37. — Examen du poumon négatif.

8 octobre. — Sur le ventre, des taches noirâtres, de la grosseur d'une tête d'épingle, analogues aux taches qu'on voit chez les gens qui ont des grains d'acier dans les mains.

Observation XXVIII

B. M...., dévideuse, quarante-trois ans, 1re Femmes, n° 16. — Entrée le 2 juillet 1885.

Début, il y a huit jours, par de la céphalalgie, n'ayant fait qu'augmenter depuis cette époque. Frissons, ni l'insomnie, ni délire, ni épistaxis.

Etat actuel : anorexie absolue; selles diarrhéiques, mais rares. Peu de météorisme abdominal, pas de douleurs à la pression des fosses iliaques. Pas de taches rosées. Pouls non dicrote = 120. Léger souffle systolique à la base. Beaucoup d'albumine dans l'urine. Rien à l'examen du poumon. Tremblement des membres pendant les mouvements; tremblement des lèvres et de la langue, amenant des troubles de la parole analogues à ceux de la sclérose en plaques.

6 juillet. — Persistance du tremblement. Point de délire; beaucoup de diarrhée. P = 100. Deux taches rosées. Ventre souple, non ballonné.

9. — Etat général meilleur; même tremblement.

10. — Beaucoup d'albumine dans l'urine; la fièvre baisse.

17. — Plus d'albumine dans l'urine; grande amélioration.

30. — La malade commence à s'alimenter.

6 août. — Constipation; céphalalgie; un peu de fièvre.

8. — Rechute; constipation persistante, malgré les lavements froids. Quelques taches rosées nouvelles.

13. — Constipation opiniâtre; on donne des lavements de quinine. Etat général bon. Pas d'albumine.

15. — On a eu des selles par des lavements de quinine.

21. — Température presque normale; état général excellent.

27. — Appétit très vif; on recommence l'alimentation.

0 septembre. — Sort guérie.

Observation XXIX

M... E., dix-neuf ans, domestique. — 4e Femmes, no 13. — Entrée le 23 septembre 1884.

La malade délire à son entrée, les personnes qui l'accompagnent racontent qu'elle est malade depuis cinq jours seulement; dès le début elle a saigné du nez, a eu la diarrhée et s'est mise aussitôt à délirer.

Etat actuel : prostration bien marquée; ventre souple, indolent. Beaucoup de taches rosées. Gargouillement dans la fosse iliaque droite. Nombreux râles sonores disséminés dans les deux poumons. P = 124. Pas de diarrhée.

24. — Pas de bruit normal au cœur. P = 140. Agitation extrême, mouvements désordonnés, elle s'est échappée du bain cette nuit, parole saccadée, mouvements automatiques des doigts et des ailes du nez, plaques rouges sur la face et les membres.

25. — P = 120. Moins d'agitation, le délire a bien diminué. Deux ou trois selles diarrhéiques.

26. — P = 120. Plus de délire, toujours un certain degré d'excitation, trépidation plantaire et rotulienne marquée surtout à droite. Beaucoup de taches rosées, la face et les membres sont couverts de taches violacées, apparentes surtout en sortant du bain. Peu de diarrhée.

27. — P = 120. Plus calme que les jours précédents, elle n'a cependant pas son air naturel.

28. — Traces d'albumine dans l'urine.

29. — Etat général meilleur, moins d'agitation.

30. — La température a un peu baissé, enrouement depuis deux jours.

5 novembre. — Depuis hier, élévation de la température, taches rosées récentes sur le tronc. Diarrhée.

7. — Taches rosées confluentes sur le tronc, les membres et le cou. Depuis le premier jour de la rechute, on s'est aperçu que les taches augmentaient d'intensité chaque jour et procédaient par poussées successives. Langue humide. Subdélirium depuis hier. P = 124. Râles muqueux aux deux bases. Diarrhée.

8. — Le délire a augmenté, il revêt le caractère religieux et loquace, il est presque incessant et n'est interrompu que par des périodes d'affaissement ; refuse toute espèce d'aliment. P = 132. Pas de contractures des membres, trépidation plantaire bien marquée. Décubitus latéral. Selles diarrhéiques et involontaires.

9. — Malgré les bains et l'opium qu'on lui a donnés, l'agitation est extrême ; elle parle constamment, paroles incohérentes, même trépidation plantaire qu'hier, l'œil est vif, toujours ouvert, refuse les aliments. Pas de météorisme abdominal. Nombreuses taches rosées.

10. — A un peu dormi cette nuit. P = 128. Persistance du délire, l'enrouement persiste ce matin ; aphonie presque complète. Rien à l'examen du poumon. Sur les points saillants de la face et aux coudes, nombreuses plaques rouges. Langue presque normale. Après quelques aliments, beaucoup de diarrhée.

11. — La température a baissé ; le délire n'a pas cessé.

13. — L'éruption de taches rosées a pâli, mais il y a encore beaucoup de taches rosées. P = 112. Deux selles diarrhéiques. Depuis hier, a dormi plusieurs heures, s'est un peu alimentée.

14. — Parle moins. Encore un peu de diarrhée. P = 112.

16. — Taches rosées n'ont pas encore disparu. Demande à manger, délire encore de temps en temps.

19. — P. = 104. Persistance des taches.

23. — Langue normale. Plus de diarrhée. On donne aujourd'hui du pain. Parle et rit toujours, se lève souvent et fait le simulacre d'uriner contre le mur.

7 décembre. — Même état, on l'envoie dans une chambre d'isolement.

16. — Amélioration très notable, demande à s'occuper.

21. — Etat général excellent, a tout à fait recouvré la raison ; c'est ce qu'il résulte du long interrogatoire qu'on lui a fait subir.

Observation XXX

M... E., vingt-sept ans, cuisinière, 4e Femmes, n° 43. — Entrée le 9 novembre 1883.

Début, il y a quatre jours, par de la céphalalgie, de l'anorexie et de l'angine. Pas d'épistaxis.

Etat actuel : langue saburrale, rouge à la pointe. Rien à l'examen du poumon. Ventre un peu ballonné, douloureux à la pression, seulement au-dessous de l'ombilic, sur la ligne médiane. Rougeur et aspect luisant du pharynx. Céphalalgie très vive ; insomnie. Un peu de diarrhée.

11. — Une selle involontaire dans le bain. P = 100. Plus de céphalalgie. Pas de taches rosées.

12. — Les règles sont venues ce matin ; on continue les bains.

15. — Pas de troubles de l'intelligence. Décubitus latéral.

21. — P = 96. On supprime les bains. Douleurs très vives au niveau des pieds ; le poids des couvertures est difficilement supporté.

29 décembre. — Depuis dix jours la malade mangeait et se levait ; hier, la température s'est élevée, le ventre s'est

ballonné; trois selles non diarrhéiques. Pas de taches rosées.

30. — Vomissements bilieux. Apparition des règles.

3 janvier. — Selles diarrhéiques. Taches rosées récentes. Anorexie. Température élevée.

Observation XXXI

R... M., dix-huit ans, domestique, 4e Femmes, n° 26. — Entrée le 23 juin 1880.

Rien dans les antécédents. Début, il y a huit jours, par de la courbature, du malaise général et de la céphalalgie. Epistaxis multiples depuis cinq jours. Diarrhée depuis quatre jours.

Etat actuel : lèvres fuligineuses, langue recouverte d'un enduit blanchâtre, épais; pharynx rouge, luisant. Assoupissement et abattement prononcés. Pas de selles depuis deux jours. Pas de taches rosées. Ventre indolent, non ballonné. Rien dans la poitrine, sauf quelques râles à la base gauche. Rate de volume normal. Urines non albumineuses.

10 juillet. — Après sept jours d'apyrexie, la température s'est élevée hier. — Jamais de taches rosées. La langue n'a jamais été dépouillée. P = 72.

14. — Point de taches rosées. P. = 64. Langue un peu saburrale. Pas de diarrhée.

15. — Apparition des râles.

Observation XXXII

X..., trente-deux ans, pharmacien à Lyon.

Début probable, le 27 août 1880, par de la céphalalgie, de l'anorexie et de la lassitude générale; ni insomnie, ni épistaxis. Le cinquième jour, c'est-à-dire le 31 août, le malade se met au lit; le lendemain, on commence le traitement par les bains froids. Ce jour-là on constata plusieurs taches rosées lenticulaires qui ne tardèrent pas à disparaître. Pendant tout le temps de la maladie jusqu'à ce jour (20 octobre), ni délire, ni diarrhée; pas une selle spontanée; tous les matins on a donné un lavement qui a amené l'expulsion de matières bien moulées.

Le 12 septembre, les symptômes étaient bien amendés, la température était peu élevée; pendant quatre jours cette amélioration persiste; on ne donne pas de bain, la température restant constamment au-dessous de 39°. Le 16 septembre, sans cause appréciable, la température se releva et se maintint au-dessus de 39° pendant cinq jours; à partir du 21, la chute graduelle de la température commence, annonçant ainsi le début de la période intercalaire de seize jours de durée. Pendant ces seize jours, la température fut prise avec soin plusieurs fois par jour et l'on remarqua: 1° que la température centrale était notablement influencée par tous les efforts, les mouvements un peu violents, la simple action de changer de position, la tension intellectuelle un peu prolongée; 2° que l'ingestion des aliments n'avait au contraire aucune action.

Ainsi, plusieurs fois le malade, avant de se lever, avait une température de 36° 8 à 37°; une heure après, le thermomètre était monté à 37° 6 à 36° 8. Les écarts étaient encore plus sensibles quand le malade essayait de lire un journal ou de faire des comptes.

Le quarante-sixième jour de la maladie, sans cause connue, et surtout sans écart de régime, survint un malaise général, du dégoût des aliments, et la température remonta brusquement à 39° 6, elle oscilla de 39° 5 à 40° pendant trois jours, durant lesquels aucune médication réfrigérante ou autre ne fut appliquée. Le quarante-neuvième, l'apyrexie se montre de nouveau pour ne plus cesser.

Les bains ont été donnés en deux séries :

La première, qui s'est étendue du	1er au 12	septembre	=	90
La deuxième	16 au 21	—	=	54
				145

Point pendant la deuxième rechute. Point d'albumine dans l'urine tout le temps. Pas de taches rosées pendant les deux rechutes.

Pendant les seize jours d'apyrexie, le malade s'est alimenté avec des potages, des œufs et de la viande en quantité modérée ; pas de pain.

Observation XXXIII

(Résumée)

Due à l'obligeance de M. Trévoux.

O.. E., vingt-troisans, ébéniste, entré à l'Hôtel-Dieu, salle Saint-Augustin, le 24 août 1880, décédé à Longchêne, le 27 octobre 1880.

Début, il y a douze jours environ. Les bains froids sont donnés au premier jour de l'entrée à l'hôpital. Du douzième au vingtième jour, la température a oscillé autour de 40°, un peu au-dessous de ce chiffre, du vingt et unième au vingt-cinquième jour. Pendant les trois jours suivants, la courbe devient irrégulière, et du trentième au trente-septième jour, la température oscille régulièrement autour de 38°, pour s'élever légèrement pendant quelques jours, et retombe ensuite, de 37° à 38°, jusqu'aux environs du 4 octobre (?).

Au moment de son départ pour Longchêne, c'est-à-dire le 4 octobre, on note les détails suivants : le malade est très pâle, très amaigri, mais il a beaucoup d'appétit, se lève depuis plusieurs jours, dort bien, n'a pas de diarrhée. Il s'agit ici d'une fièvre extrêmement prolongée plutôt que d'une fièvre typhoïde à rechutes successives ; jamais la température du soir n'a été absolument normale, en outre il n'est pas survenu de symptômes prédominants dans le cours de la dothiénentérie.

Les premiers jours de son arrivée à Longchêne, le malade présentait encore un léger état fébrile ; la température ne continue pas à être prise; au bout de quelques jours, l'amélioration se serait confirmée, le malade se levait et s'alimentait, on le crut franchement convalescent.

Le 25 octobre, il ingéra une grande quantité de raisins secs avec les pépins; vingt-cinq heures après, il eut des vomissements, de la diarrhée et se mit au lit; le vingt-six au matin, il se plaignit de douleurs abdominales, on prescrivit quatre grammes d'antipyrine. Dans la journée, le ballonnement du ventre, les vomissements, la température, le facies rendaient le diagnostic de péritonite non douteux.

Le 27 au soir, le malade mourait sans avoir présenté de symptômes nouveaux.

Autopsie. (Voir au chapitre de l'anat. patholog.)

Lyon. — Imprimerie Nouvelle, rue Ferrandière, 52. — 5000

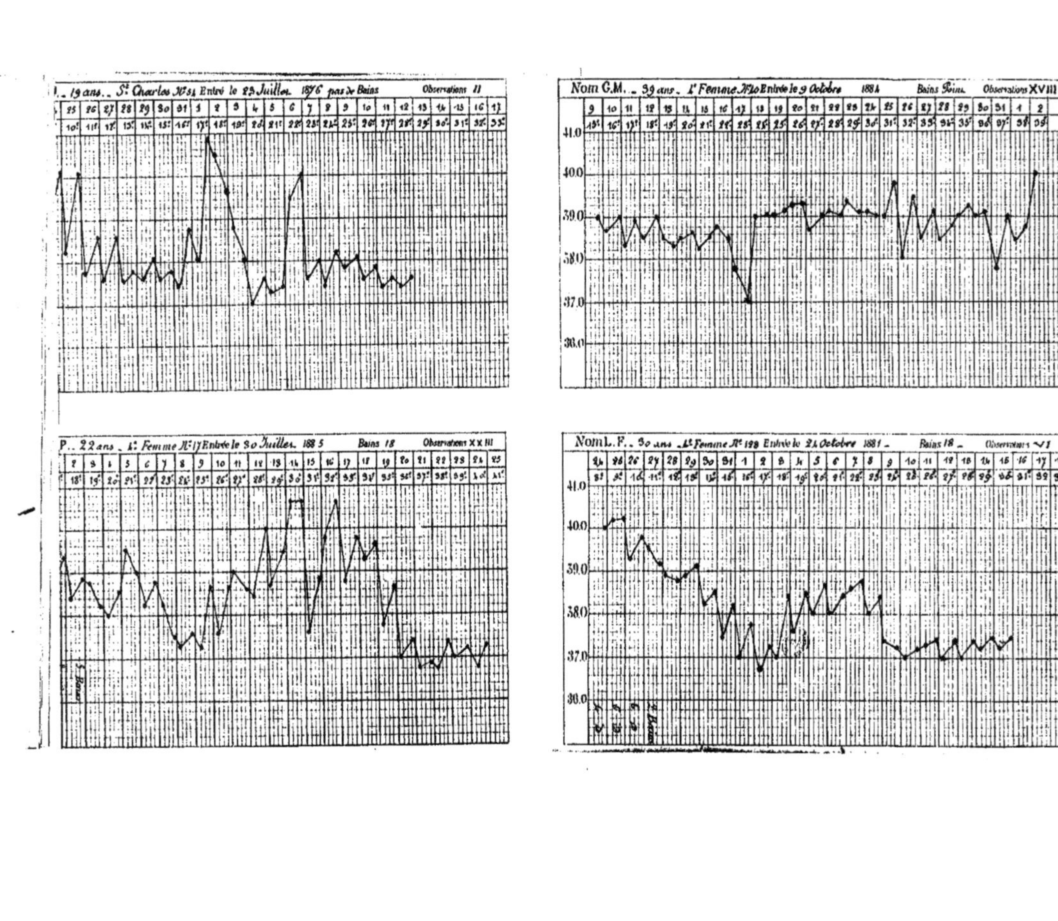
19 ans. St Charles No 31 Entré le 23 Juillet 1876 pas de Bains Observations II
Nom G.M. 39 ans. 1re Femme No 10 Entrée le 9 Octobre 1884 Bains Point Observations XVIII
41.0
40.0
39.0
38.0
37.0
36.0
P. 22 ans. 1re Femme No 17 Entrée le 30 Juillet 1885 Bains 18 Observations XXIII
Nom L.F. 30 ans. 1re Femme No 128 Entrée le 24 Octobre 1881. Bains 18. Observations VI

Nom M. B. 24 ans 4e Femmes N° 130 Entrée le 13 octobre 1881 Bains 9 Observations III

13	14	15	16	17	18	19	20	21	22	23	24	25	26	27	28	29	30	31	1	2	3	4	5	6	7
8e	9e	10e	11e	12e	13e	14e	15e	16e	17e	18e	19e	20e	21e	22e	23e	24e	25e	26e	27e	28e	29e	30e	31e	32e	33e

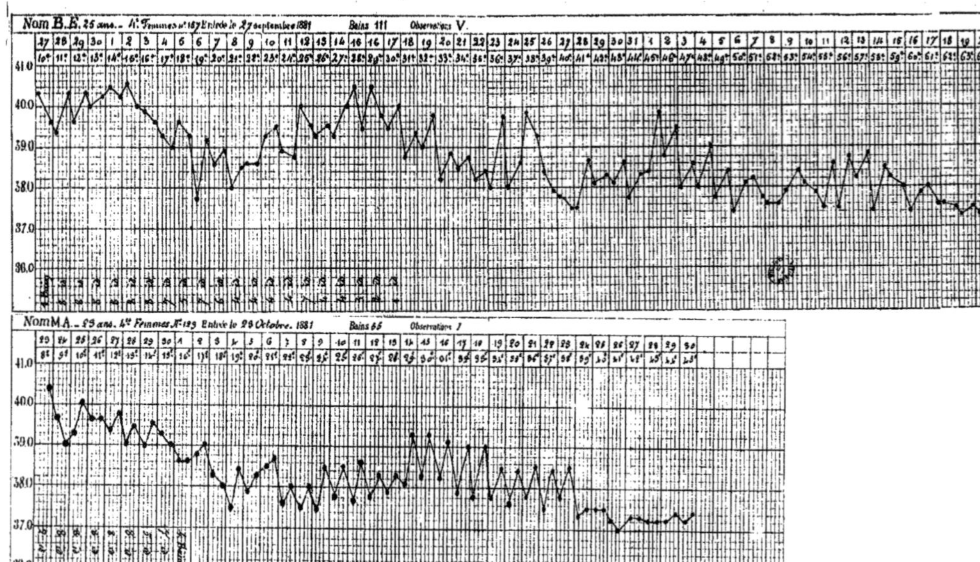

Nom B.E. 25 ans. – 4e Femmes n° 187 Entrée le 27 septembre 1881
Bains 111
Observations V.
41.0
40.0
39.0
38.0
37.0
36.0
Nom M.A. – 23 ans. 4e Femmes N° 129 Entrée le 23 Octobre. 1881
Bains 65
Observations 7
41.0
40.0
39.0
38.0
37.0
36.0

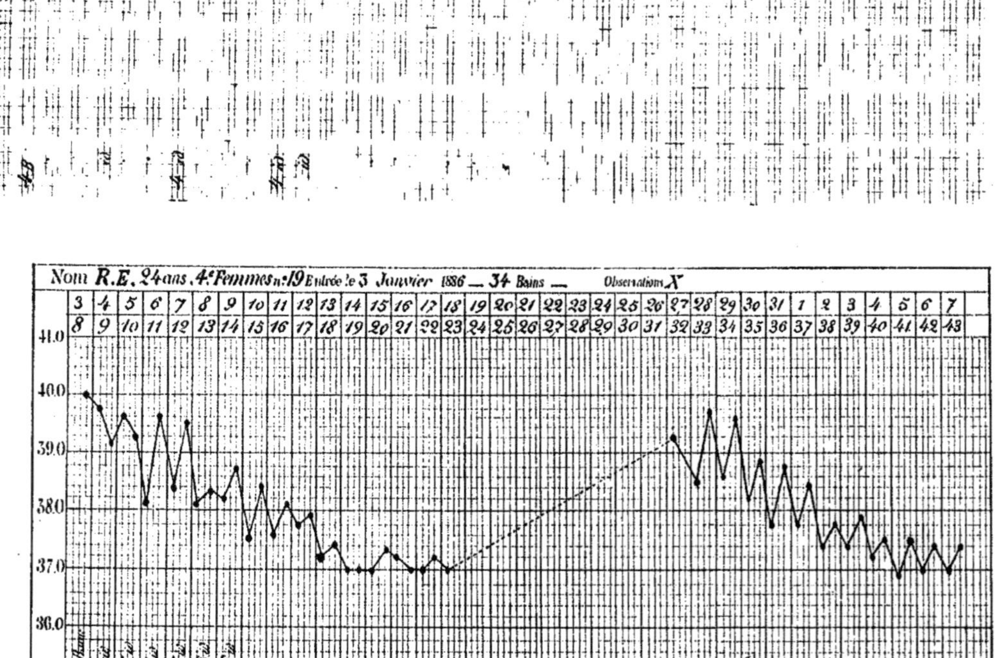
B.E 15 Ans, Ste Jeanne n° 1 Entré le 23 Septembre 1878
Bains . 39
Observations XXII
Nom R.E. 24 ans. 4e Femmes n° 19 Entrée le 3 Janvier 1886 — 34 Bains —
Observations X
3 4 5 6 7 8 9 10 11 12 13 14 15 16 17 18 19 20 21 22 23 24 25 26 27 28 29 30 31 1 2 3 4 5 6 7
8 9 10 11 12 13 14 15 16 17 18 19 20 21 22 23 24 25 26 27 28 29 30 31 32 33 34 35 36 37 38 39 40 41 42 43
41.0
40.0
39.0
38.0
37.0
36.0

Nom G. J. 16 ans . . Ste Jeanne No 19 Entrée le 10 Septembre 1884 Bains 40 Observations XV

10 11 12 13 14 15 16 17 18 19 20 21 22 23 24 25 26 27 28 29 30 1 2 3 4 5 6 7 8 9 10 11 12

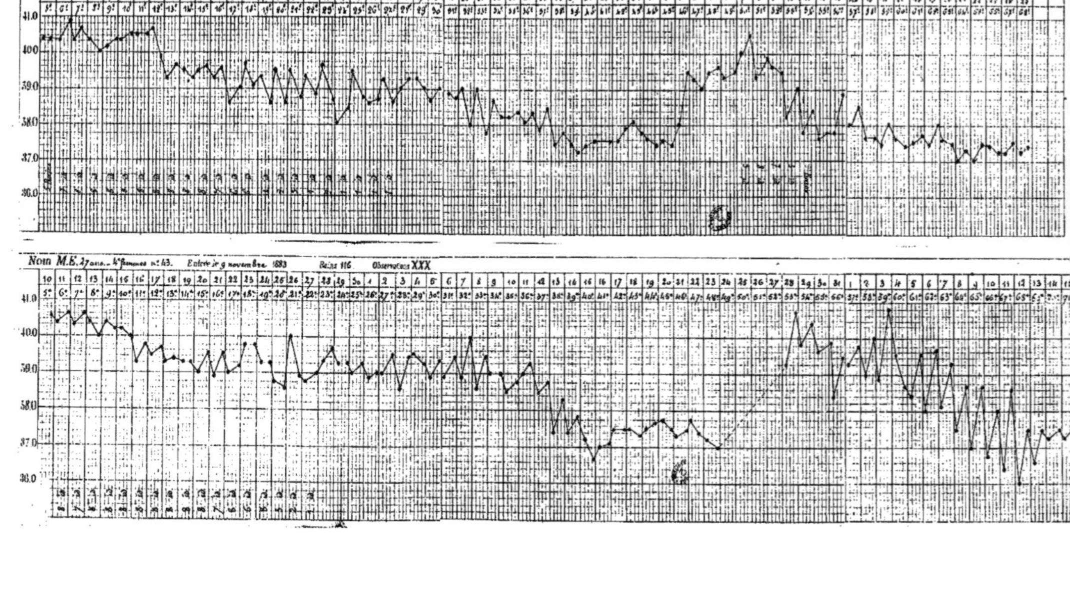
Nom M. E. 19 ans. 4e Femmes N° 13 Entrée le 23 Septembre 1884 Bains 157 Observations XXIX
41.0
40.0
39.0
38.0
37.0
36.0
Nom M. E. 27 ans. 4e Femmes n° 43. Entrée le 9 novembre 1883 Bains 116 Observations XXX
41.0
40.0
39.0
38.0
37.0
36.0

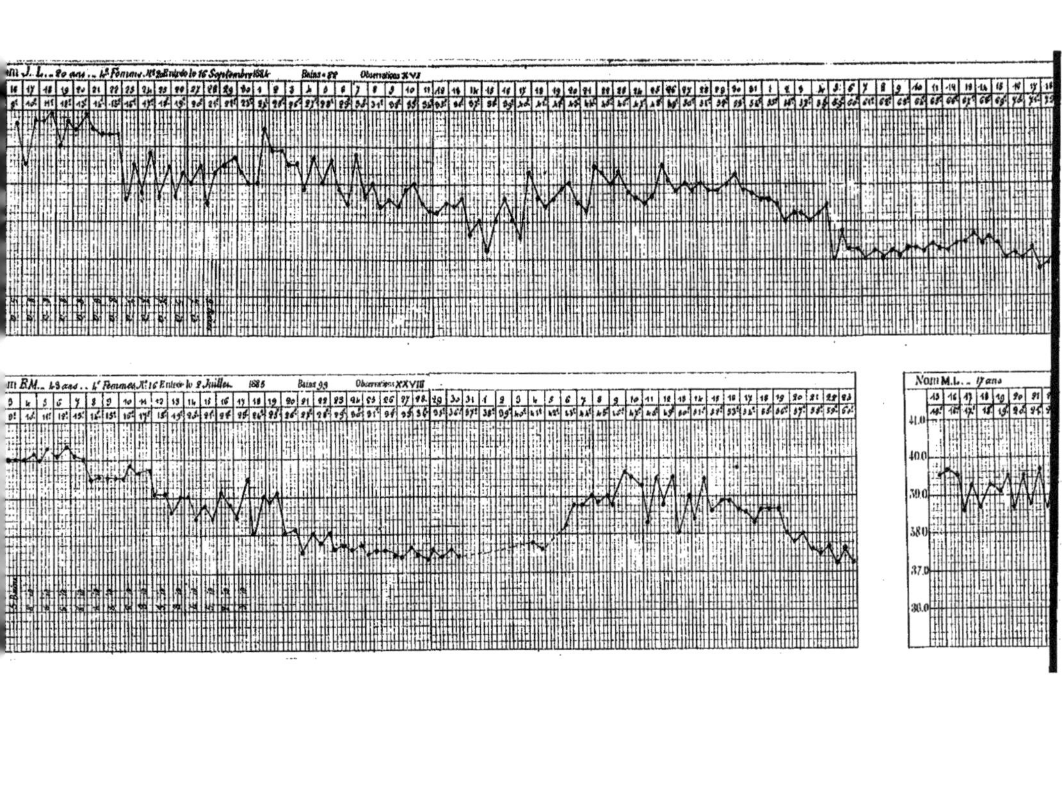

J. L... 20 ans ... Entré le 16 Septembre 1884
Observation XVI
B.M... 43 ans ... Entré le 2 Juillet 1885
Bains 99
Observation XXVIII
Nom M.L... 17 ans
41.0
40.0
39.0
38.0
37.0
36.0

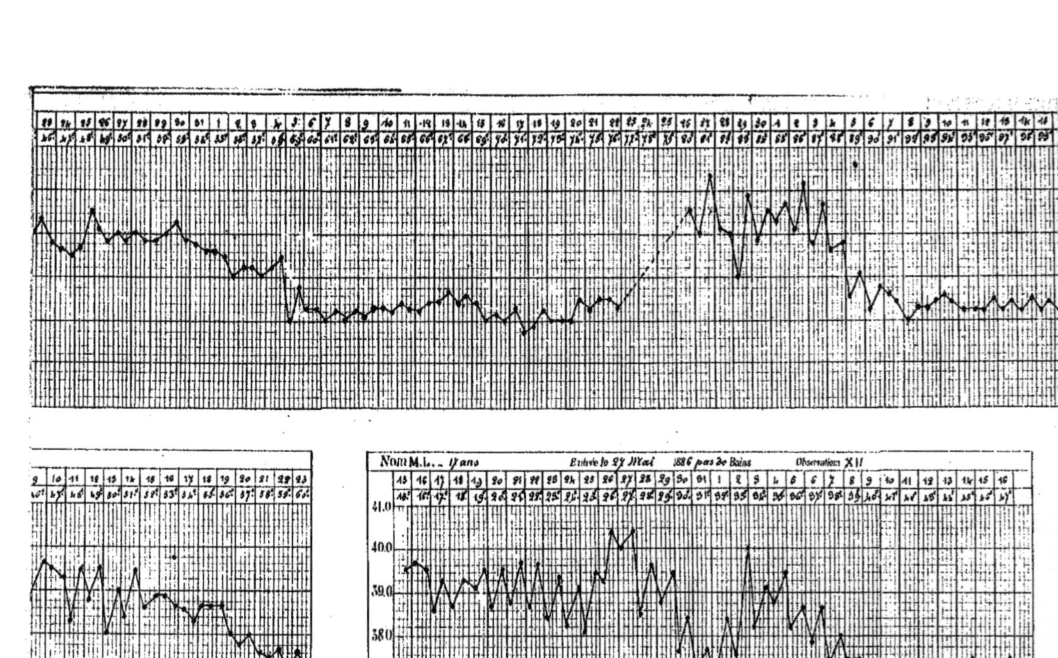
Nom M.L... 17 ans
Entrée le 27 Mai
1886 pas de Bains
Observation XII
41.0
40.0
39.0
38.0
37.0
36.0

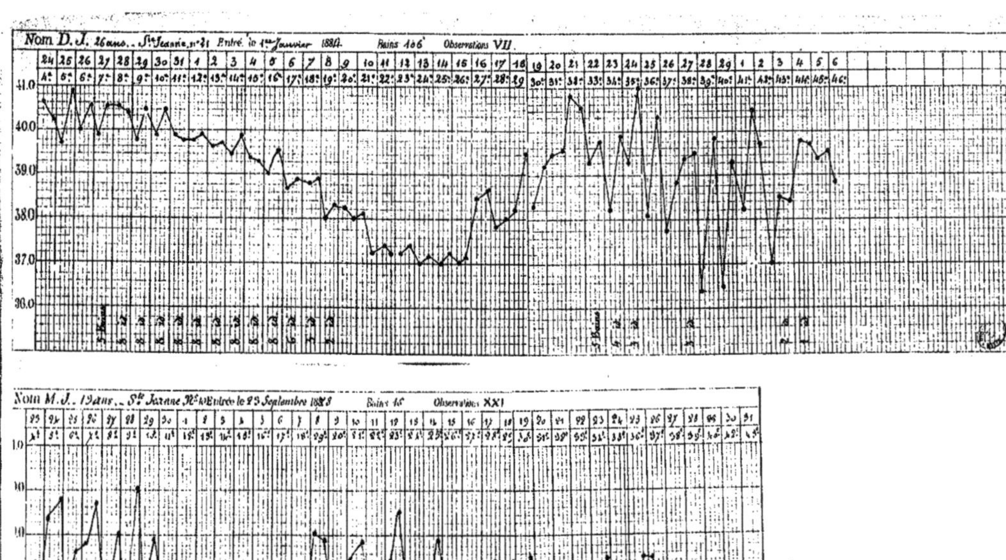
Nom D. J. 26 ans.. Ste Jeanne, n° 21 Entré le 1er Janvier 1884. Bains 186 Observations VII
41.0
40.0
39.0
38.0
37.0
36.0
Nom M. J.. 19 ans.. Ste Jeanne N° 10 Entrée le 23 Septembre 1883 Bains 46 Observations XXI

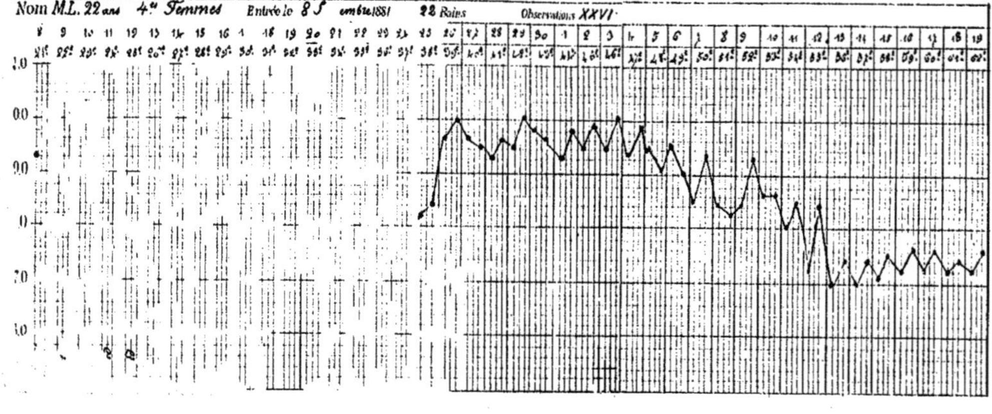
Nom M.L. 22 ans 4e Femmes Entrée le 8 Septembre 1881 22 Bains Observations XXVI

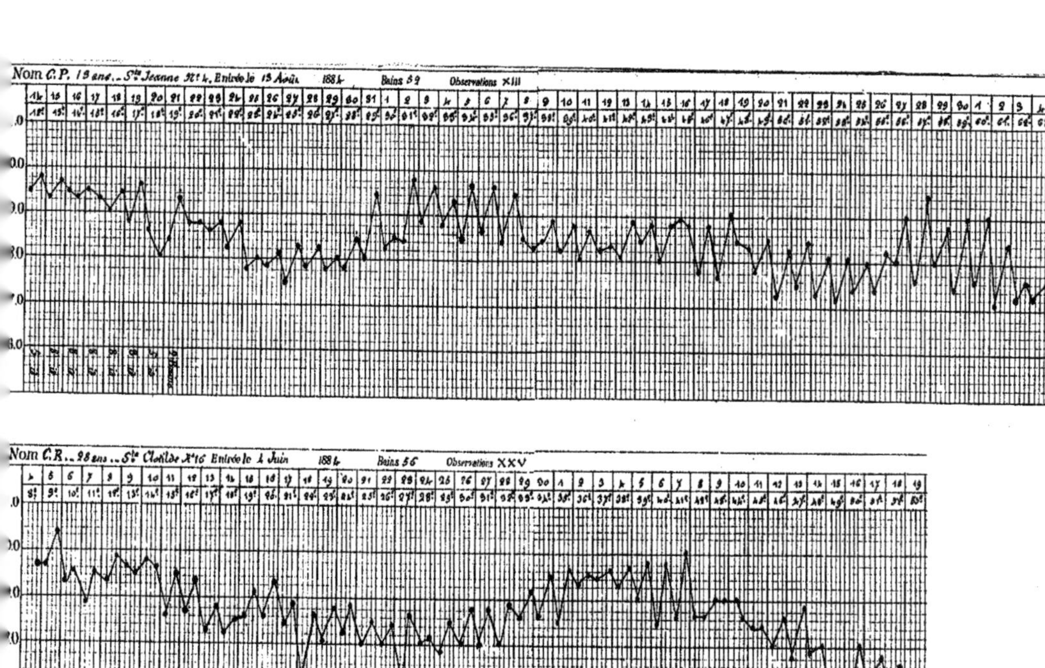

Nom C.P. 13 ans.. Ste Jeanne N° 4. Entrée le 13 Août 1884 Bains 52 Observations XIII
Nom C.R.. 28 ans .. Ste Clotilde N° 16 Entrée le 4 Juin 1884 Bains 56 Observations XXV

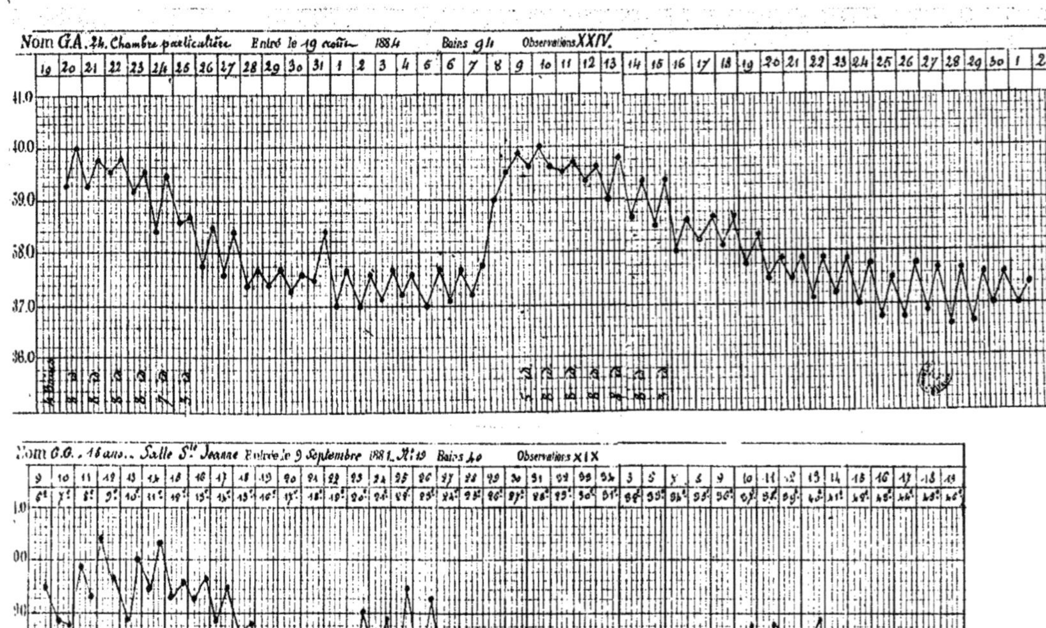

Nom G.A. 24. Chambre particulière Entré le 19 août 1884 Bains 94 Observations XXIV.
41.0
40.0
39.0
38.0
37.0
36.0
Nom C.O. 16 ans. Salle Ste Jeanne Entrée le 9 Septembre 1881. N° 19 Bains 40 Observations XIX

S. L... 20 ans... Ste Jeanne No 20 Entrée le 22 Juillet 1884 Bains = 198 Observations VIII

D. J. 16 ans. 4me Femmes No 20 Entrée le 3 Mars 1886 Bains 1 Observations XVII

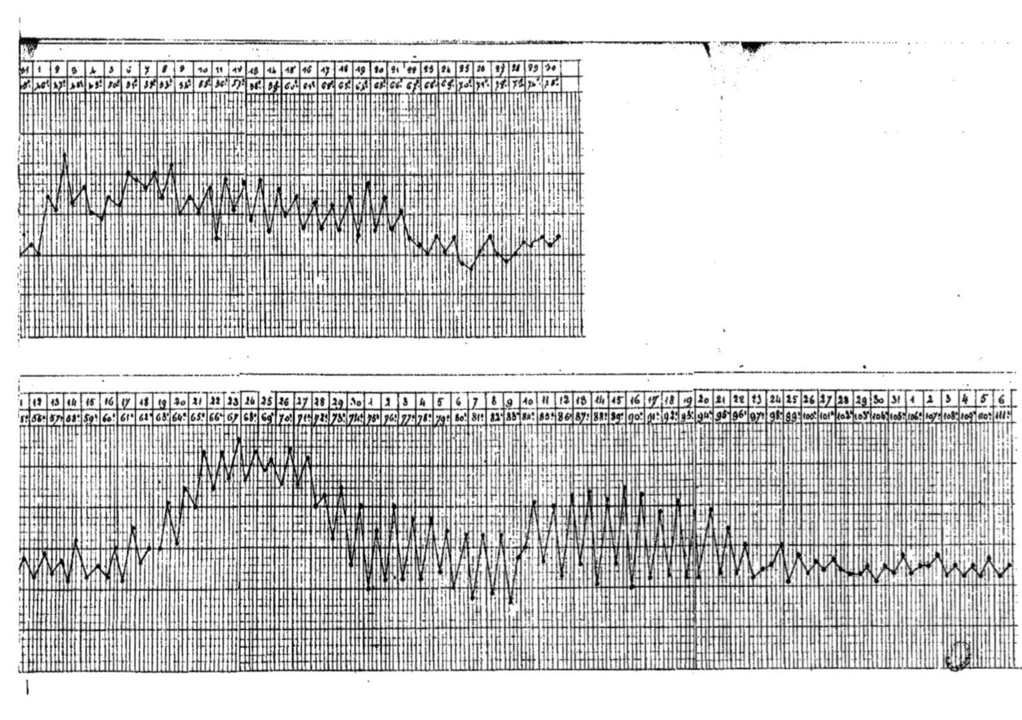

C. – 32 ans – pharmacien à Lyon. – Bains 144. – Début probabl. le 27 avril 1886. – Observation XXXII

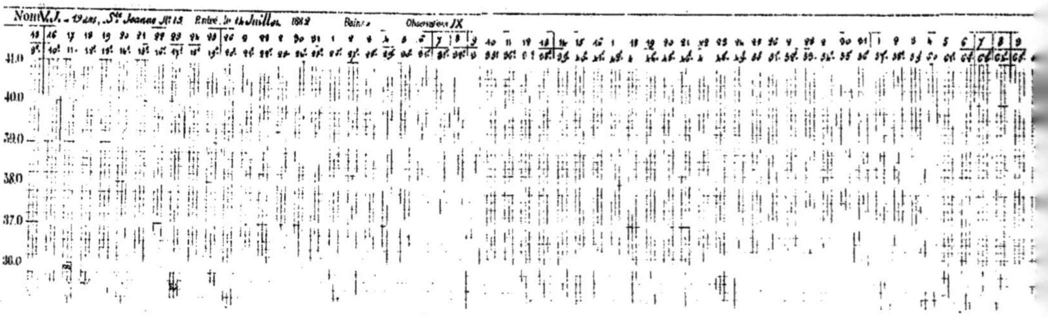

Nom V. J. – 19 ans, Ste Jeanne No 12. Entré le 14 Juillet 1882 Bains. Observation IX

41.0

40.0

39.0

38.0

37.0

36.0

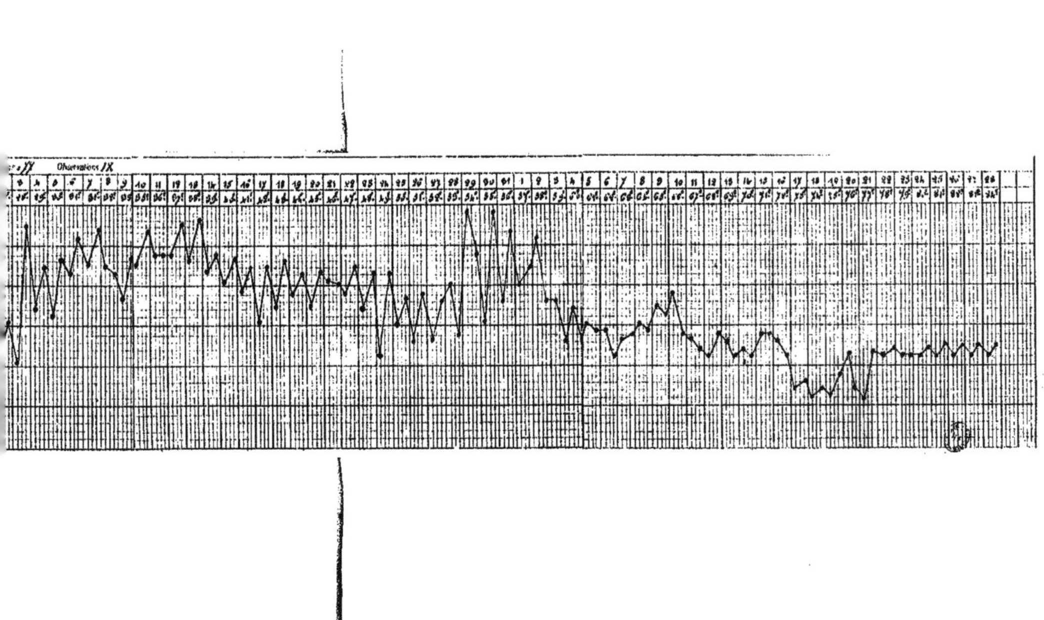

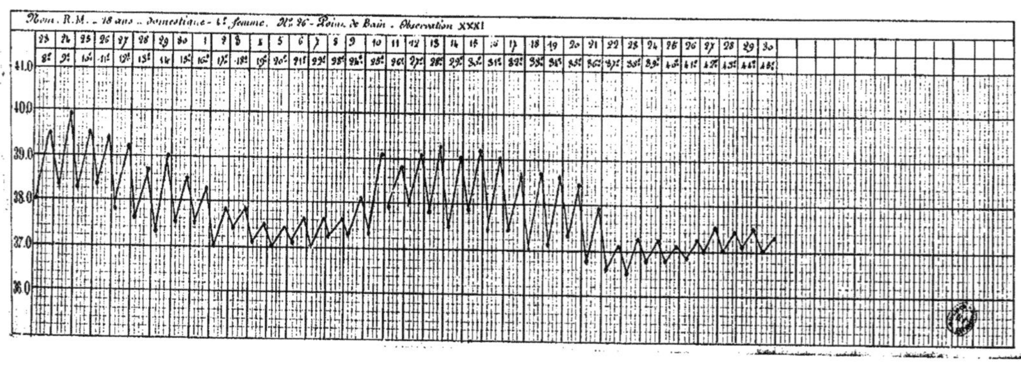
Nom. R.M. – 18 ans – domestique
Observation XXXI
41.0
40.0
39.0
38.0
37.0
36.0

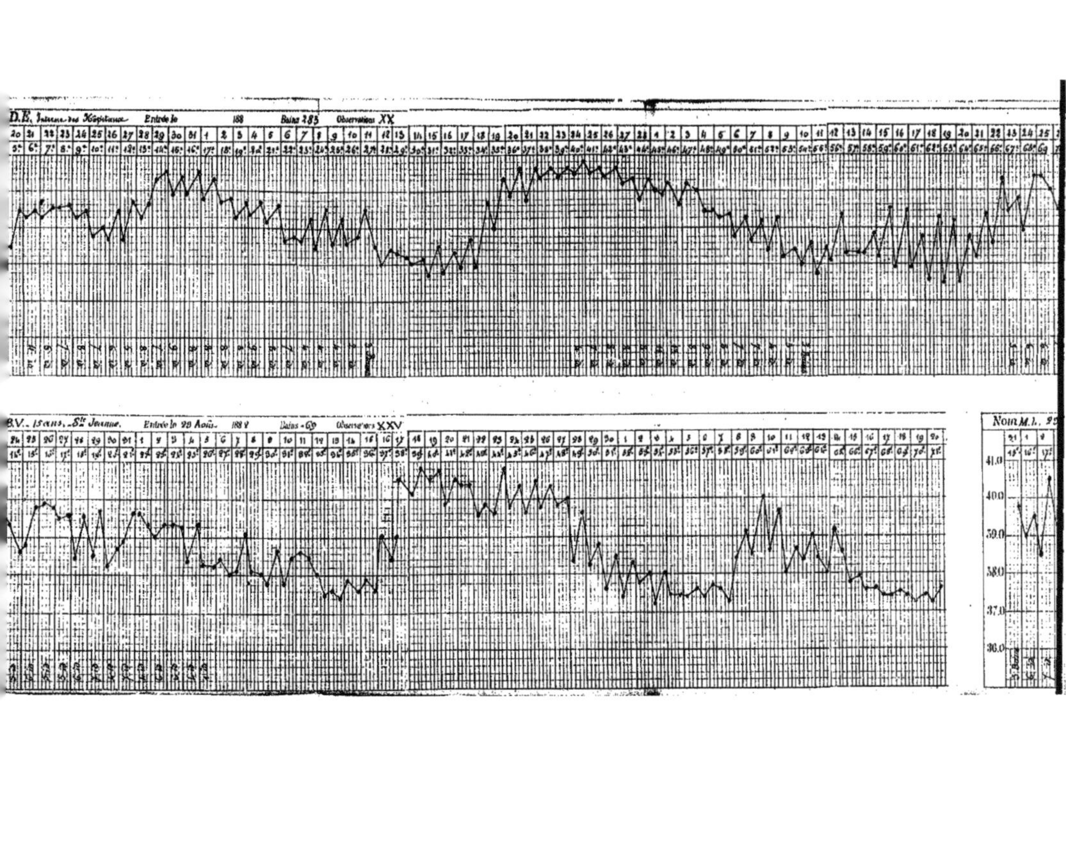
D.E. Interne des Hôpitaux
Entrée le
188
Bains 283
Observation XX
B.V. 15 ans. Ste Jeanne.
Entrée le 28 Août
188
Bains 69
Observation XXV
Noir M. L.
41.0
40.0
39.0
38.0
37.0
36.0

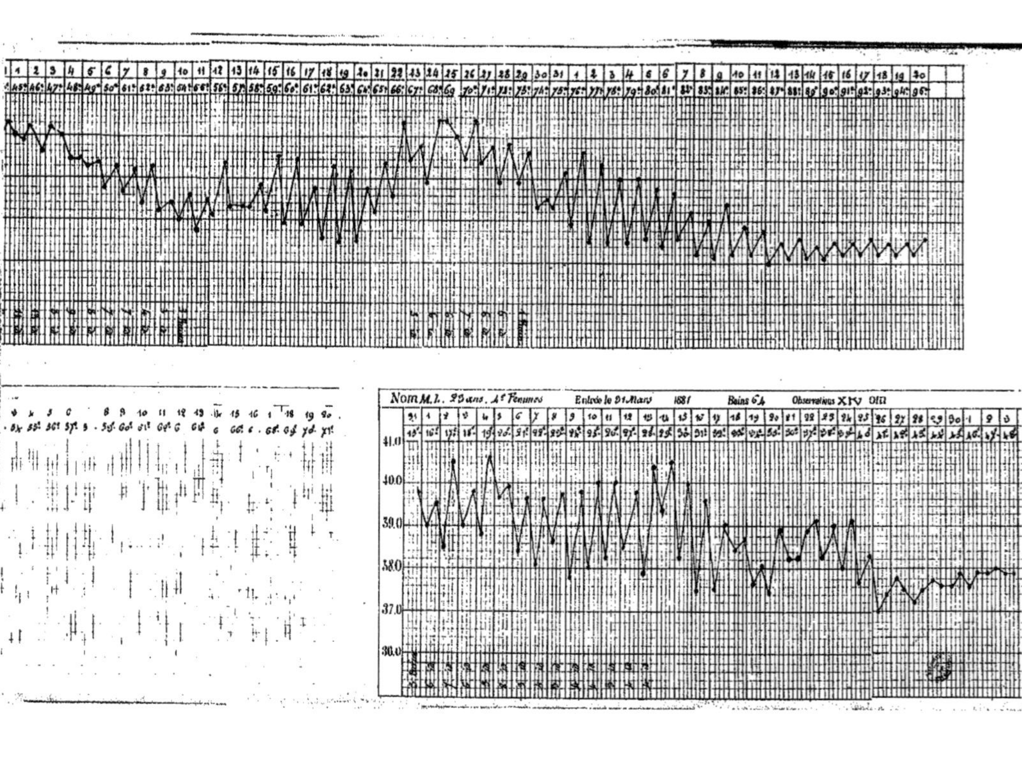

Nom M.L. 23 ans. 1re Femmes
Entrée le 21 Mars
1881
Bains 64
Observations XIV
41.0
40.0
39.0
38.0
37.0
36.0

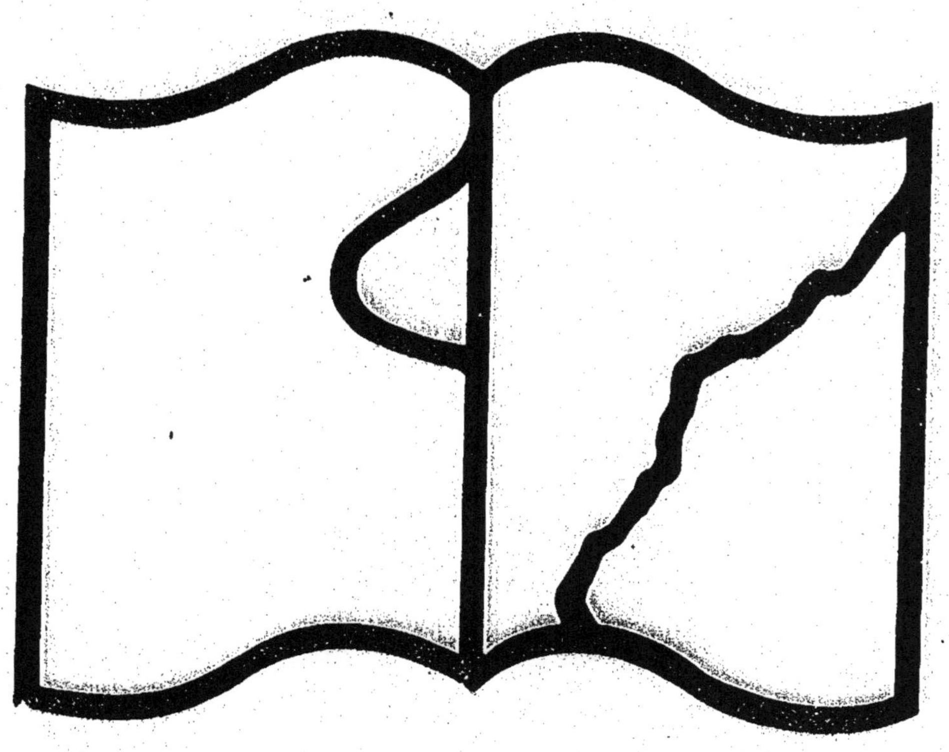

Texte détérioré — reliure défectueuse

NF Z 43-120-11

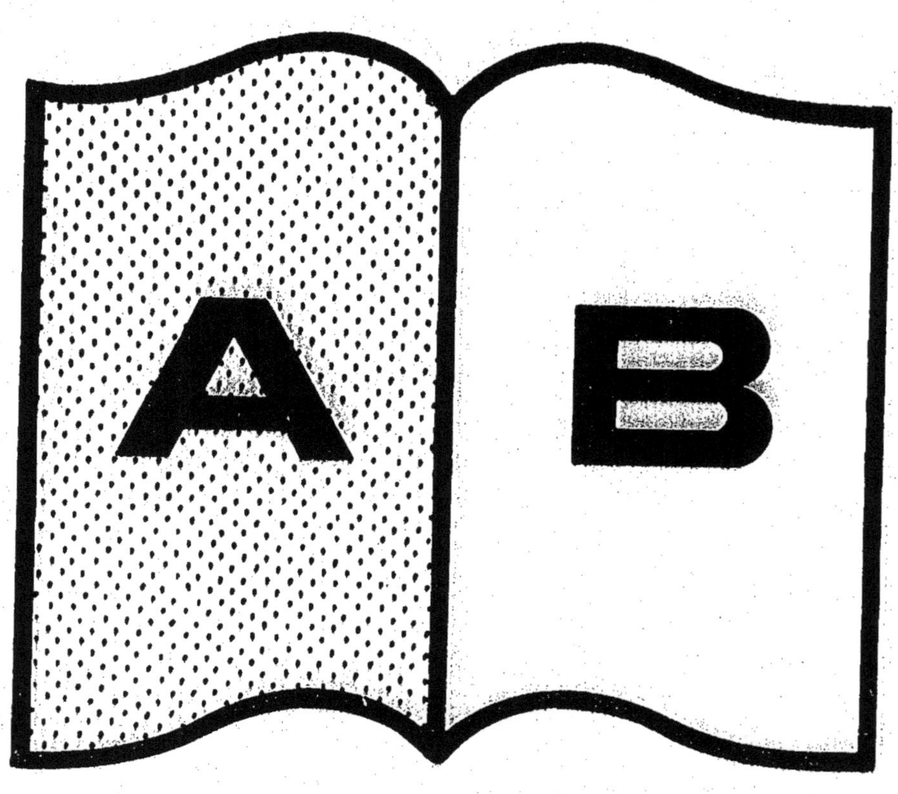

Contraste insuffisant

NF Z 43-120-14

www.ingramcontent.com/pod-product-compliance
Ingram Content Group UK Ltd.
Pitfield, Milton Keynes, MK11 3LW, UK
UKHW021041230726
13926UKWH00004B/1591